女人生活·健康保健·温馨手册

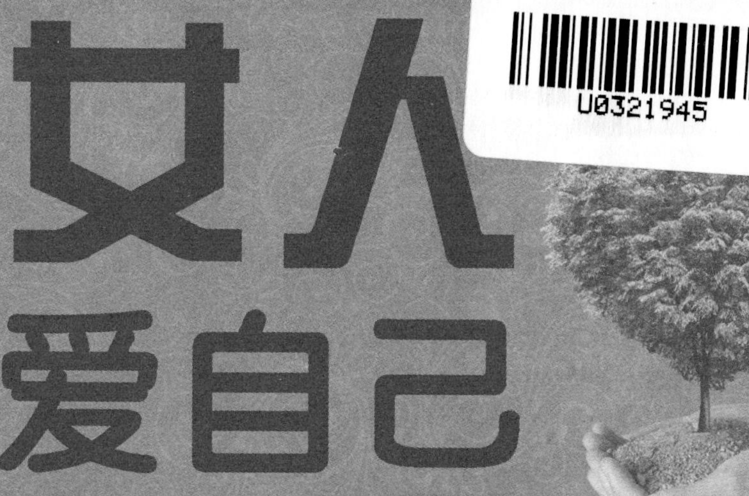

女人爱自己

坦然面对更年期

何芳珍 编著

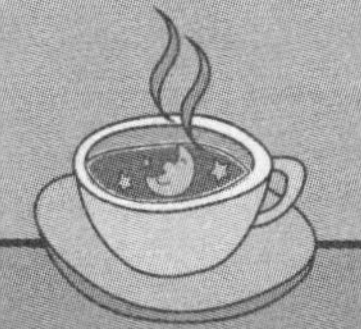

合理膳食◎适宜运动◎经络养生◎充足睡眠

更年期症状◎疾病防治◎心理自我调节

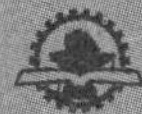

西安交通大学出版社
XI'AN JIAOTONG UNIVERSITY PRESS

内容简介

全书以认识篇、心情篇、保健篇、疾病篇四部分，简要介绍了性生殖器官的生理、病理，以及顺利度过更年期的相关知识；阐述了健康心理、良好心情对坦然度过更年期的重要性及心理调节方法；着重推介日常实用的保健方法与健康的生活方式，及对常见病早防早治的技巧。希望本书能给您带来健康、快乐的更年期。

图书在版编目(CIP)数据

女人爱自己:坦然面对更年期/何芳珍编著.—西安:西安交通大学出版社,2013.7

ISBN 978-7-5605-5405-1

Ⅰ.①女… Ⅱ.①何… Ⅲ.①更年期-基本知识 Ⅳ.①R339.33

中国版本图书馆 CIP 数据核字(2013)第162158号

书　　名　女人爱自己——坦然面对更年期
编　　著　何芳珍
责任编辑　王华丽

出版发行　西安交通大学出版社
(西安市兴庆南路10号　邮政编码710049)
网　　址　http://www.xjtupress.com
电　　话　(029)82668357　82667874(发行中心)
(029)82668315　82669096(总编办)
传　　真　(029)82668280
印　　刷　陕西宝石兰印务有限责任公司

开　　本　880mm×1230mm　1/32　**印张** 4.25　**字数** 102千字
版次印次　2013年7月第1版　2013年7月第1次印刷
书　　号　ISBN 978-7-5605-5405-1/R·325
定　　价　9.90元

读者购书、书店填货、如发现印装质量问题，请与本社发行中心联系、调换。
订购热线:(029)82665248 (029)82665249
投稿热线:(029)82668803
读者信箱:xjtumpress@163.com

前言
preface

在现代文明社会里，妇女深知要自尊、自爱、自强、自立。从医学角度讲，自爱尤其重要，因为生命是美好而奇妙的，需要我们用爱去呵护。女人从出生到老年，要经历六个时期，其中更年期较为特殊。更年期是由生殖旺盛期到绝经期的过渡期，由于卵巢功能的逐渐退化，女性激素的减少，可或轻或重地出现一些生理和心理变化，但它不是病，而是自然的生理变化过程，是身心的转换期。此期若能正确认识与对待，就能坦然、平安地度过，从而就能健康快乐地拥有占生命 1/3 以上的绝经后期。这一切的实现，要求我们用爱去创造健康、呵护健康，健康不仅是实现女性价值的重要条件，也是维护小康、幸福、和谐生活的基础。

现今，人生百岁不是梦，七彩华龄正当年，因此，绝经前后的更年期正是人生的“中点”，要能以健康的身心走过未来的历程，继续完成社会、家庭赋予的责任，就要避免、减轻更年期的困扰，预防更年期综合征及其他疾病的发生，走出更年期的迷茫与阴影，顺利度过更年期，并规划自己未来的身心健康，焕发出第二青春。这不仅是广大女性的迫切心愿，也是我写作此书的目的。

本书阐述女性的生理特征，各个时期的生理变化；更年期身心保健；更年期易发生疾病的防治。愿本书对广大女性坦然度过更年期有所裨益，祝愿广大女性幸福美满，在绝经后期充分展示女性的才智与魅力，为社会的发展、和谐奉献第二春。

何芳珍

2012.8.8

目录 content

认识篇

心情篇

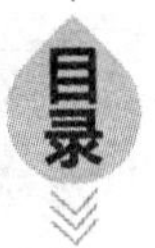

保健篇

疾病篇

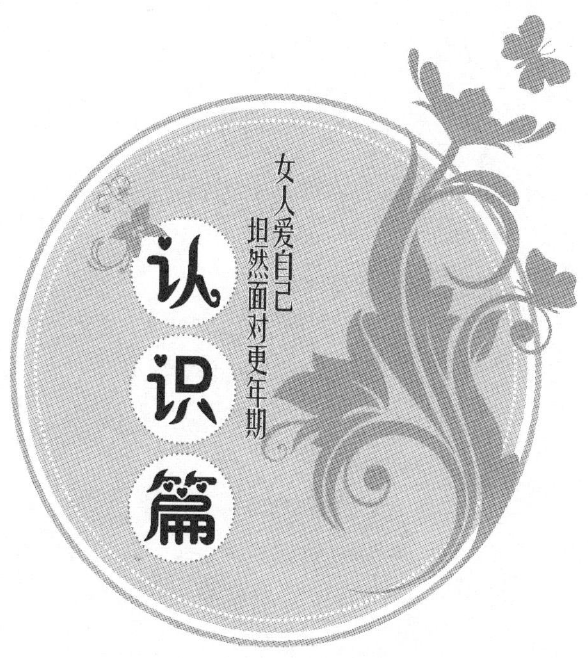
女人爱自己
坦然面对更年期
认识篇

一、女性生殖系统的生理及病理

（一）女性生殖系统的生理

女性生殖系统在出生后十多年即青春期后才发育成熟，经30多年的旺盛期，然后逐渐衰退。更年期是女性激素逐渐减少而产生的自然生理变化过程，了解它、应对它，就可坦然、平安地度过，丝毫没有紧张焦虑的必要。

1. 卵巢的生理

卵巢是女性的性腺器官，在中枢神经系统及垂体前叶促性腺激素的作用下，行使产生卵细胞及分泌性激素的两大功能，也称为生殖机能及植物性机能。

(1)卵巢的周期性变化

◎ 卵泡的发育：胎儿卵巢内约有200万个未发育的卵泡，称为始基卵泡。正常性成熟女性卵巢内，每月有若干始基卵泡发育，但其中只有一个发育成熟，其余未能成熟的即自行退化。妇女一生中仅有400～500个卵泡发育成熟。在每个始基卵泡中，含有一个卵母细胞，它的周围有内膜细胞和颗粒细胞，均能分泌雌激素。

◎ 排卵：卵泡成熟时，即渐渐移行至卵巢表面并向外突出。由于卵泡内压力及卵泡液内蛋白分解酶的影响，卵泡膜与卵巢外膜自然破裂，卵泡液流出，成熟的卵细胞为人体内最大的细胞，直径约0.13～0.14毫米，它与周围的颗粒一起离开卵泡，进入腹腔并落在输卵管微端附近，由此可进入输卵管，这个过程即称为排卵。卵细胞在卵泡外生存的时间大约为数小时至4～5天。每月排卵一次，大约在两次月经的中间，即月经周期的第14～15天，若月经规则恒定为28天左右，则排卵期与下次月经来潮时间的关系也比较恒定，大约相隔14天左右。也就是说，

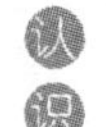

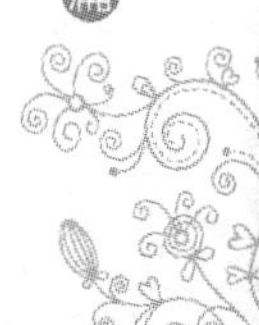

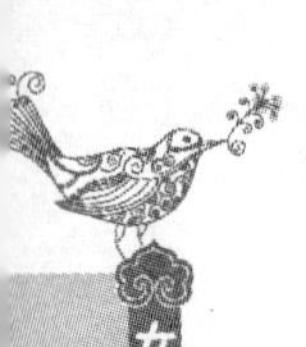

卵子排出，若没有与精子相遇，没有受精，则约 14 天后，月经来潮。卵子可由两侧卵巢轮流排出，也可由一侧卵巢连续排出。一般人排卵时无特殊感觉，但少数感下腹某侧酸痛，称为排卵痛。排卵时，体温急剧上升，约达 1℃左右，由此可测排卵期。

◎ 黄体的形成与退化：卵泡破裂后即开始形成黄体，其形成与退化分为 5 个阶段。开始破裂时其内充满血液，称为血体期，此期很短。很快进入增生期，此期卵泡壁上的伤口很快被纤维蛋白质封闭，留在卵泡内的颗粒细胞增生且变为肥大，其原生质含有黄色颗粒，这些细胞称为黄体细胞。随后进入血管形成期，此时结缔组织及毛细血管经卵泡内膜而伸入黄体中心的血块内，卵泡内膜细胞原生质中也含黄色颗粒，即卵泡膜黄体细胞，这个时期称为黄体血管形成期。于月经前一周左右，即排卵后 7～8天，黄体发育至最高峰，此时称为成熟期。此期，黄体直径可达 1～3 厘米，约占整个卵巢的 1/3，色黄，突起于卵巢表面。此时孕激素的分泌旺盛，至排卵后7～8天，即月经周期的22～23天，分泌达高峰。若卵子受精后，黄体能继续维持至妊娠 4～6 个月才开始退化，此即称为妊娠黄体。若未受精，黄体即开始退化。黄体能产生雌激素及孕酮(黄体酮)。大约在排卵后第 9 天，若卵子不受精而死亡，黄体即进入退化期。此期血管减少，细胞萎缩，且有玻璃样变及脂肪变性，变化细胞随后亦被吸收。黄体的黄色消退，体积缩小，纤维化而变为白体。从黄体开始萎缩到白体形成全部过程约 8～10 周，至最后白体的纤维组织被卵巢间质细胞分散，白体亦随之消失。黄体退化后，其分泌激素机能也减退，过 4～6 天，月经即来潮。在这个时期，卵巢中又有一个新的卵泡开始发育，形成一个新周期的开始。

(2)卵巢的激素及功能

◎ 雌激素：包括活性较强的雌二醇及代谢产物雌酮与雌三醇共三种，后二者作用较小。雌激素属固醇类化学物质，其功能有 6 个方面：促使子宫发育、肌层增厚、血管增生及子宫收缩增强，使子宫内膜呈增生期改变并使子宫颈黏液分泌增多、变稀，便于精子通过;促进输卵管生长、分泌及蠕动,有利受精卵运行;使阴道上皮细胞增生及角化,并储藏更多的糖原,以增加局部抵抗力;促使乳腺管增生,抑制乳腺分泌,使乳头、乳晕色素沉着;促进少女第二性征发育;抑制垂体前叶促卵泡成熟激素的产生,并能刺激垂体产生促间质细胞激素。

◎ 孕激素:又称黄体素。由将近成熟的卵泡中的颗粒细胞及排卵后的黄体细胞所产生。黄体素属于固醇类,提纯后称为孕酮。孕酮作用也有6点:降低妊娠子宫肌肉对垂体后叶缩宫素的敏感性,使子宫收缩减弱,使已增生的子宫内膜变为分泌期内膜,为卵子着床做好准备;抑制输卵管的蠕动;使子宫颈黏液变稠,精子不能通过;使阴道上皮角化现象消失;促进乳腺小泡的发育,但必须在雌激素刺激乳腺管增生之后起作用;抑制垂体促间质细胞激素的分泌。

2.子宫内膜的周期性变化及子宫功能

随着卵巢的周期变化,生殖器各部都有变化,以子宫内膜变化最为显著,可分为下列五期。

(1)修复期(再生期):此期在月经开始以后,即月经周期的第4～6天,上皮细胞增长而覆盖在子宫黏膜表面,约1～2毫米厚,但能修复子宫内膜表层脱落后所遗留的创伤。

(2)增殖期:此期在月经周期的第7～14天,子宫内膜急速增殖,至排卵期时,内膜厚度比原来增加3～4倍,且腺体数目增多而弯曲,间质逐渐增生且变得致密,内膜血管增生呈螺旋状。

(3)分泌期:在月经周期的第15～23天,内膜呈高度分泌活动状态,且内膜继续增厚,腺体进一步增大与弯曲,黄体产生大量的雌激素与孕激素,内膜中血管增生的速度比内膜更快,以致进一步卷曲呈螺旋状并在内膜表面分为毛细血管,间质疏松水肿,内膜松软,含丰富营养物,适宜受精卵的附着与发育。分泌期内膜厚约5～6毫米,由靠近子宫肌层到宫腔,又可分为基底层、海绵层及致密层,后两者都有周期变化,合称为机能层。

(4)月经前期:此期在月经周期的第23～28天,黄体退化,

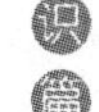

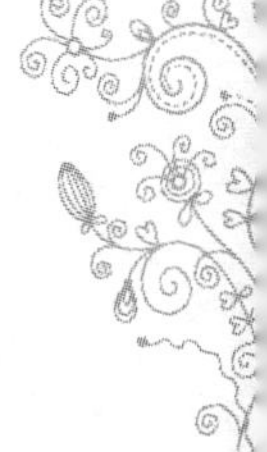

雌、孕激素水平都很快下降，间质水肿消失，内膜厚度减少1/5～1/3，组织变为致密，螺旋动脉受挤压而更加卷曲、搅乱或打结，导致血流缓慢甚至阻滞。月经前4～24小时，螺旋动脉出现痉挛，以致子宫内膜表层2/3均缺血，缺血后组织即坏死，血管收缩、痉挛经过一定时间又再度扩张，损坏的血管即破裂出血，同时缺血坏死的子宫内膜亦剥脱，即为月经来潮。

(5)月经期：此期在月经周期的第1～4天，主要变化为内膜的出血与脱落。出血除小动脉及小静脉的破裂出血之外，还有渗血。流出的血在内膜层形成分散的小血肿，血肿使内膜与周围机能层分离、向外凸出，然后破裂而脱落。因出血在不同时间、不同部位先后出现，因此内膜脱落也是分散地、一片片地先后脱落，直至整个机能层组织都脱落下来，月经血才停止。此期残余的子宫内膜基底层又再度增生，修补内膜创面，开始下一个月经周期的循环。

(二)女性一生的各个阶段

不同年龄阶段，女性的生理特点不同，下面以平均年龄阶段分别叙述。

1.新生儿期

胎儿出生与母体分离后28天，叫新生儿期，此期血液中性激素迅速下降，直至消失。所以女婴刚出生可能有少量“经血”，有乳房肿胀，甚至分泌少量乳汁，这些现象数日内即可消失。

2.婴儿及儿童期

从2个月到10岁，儿童身体发育很快，但生殖器并不发育。至10岁左右时，卵巢中开始有少数卵泡发育，但不经排卵而闭锁。此时，丘脑下部和垂体的激素量逐渐增高，刺激卵泡进一步发育，并分泌少量雌激素。在雌激素的作用下，乳房及内外生殖器官开始发育增大，骨盆变为宽大，内生殖器由腹腔逐渐向骨盆下降，皮下脂肪在胸、髋、肩及耻骨前面聚积，这些部位逐渐隆起丰满，于是女性特有的曲线美等特征开始出现。

3. 青春期

从月经出现至生殖器官发育成熟之间的时期，称为青春期，一般在13～18岁之间。此期的生理特点是身体及生殖器均很快地生长发育，第二性征明显发达，并有月经出现。外生殖器表现为：阴阜隆起，阴毛出现，大阴唇变肥厚，小阴唇变大且有色素沉着；阴道的长、宽均增加，阴道黏膜增厚而且软化，有阴道皱襞及阴道柱出现。内生殖器表现为：子宫体增大，子宫颈由儿童期占子宫全长的2/3，变短为只占子宫全长的1/3；输卵管变粗，弯曲度减少；卵巢显著肥大，其表面有发育到不同阶段的卵泡，因而表面凹凸不平。第二性征是指生殖器以外的女性所特有的征象，如乳房饱满隆起，乳头长大，腋毛、阴毛再现，骨盆进一步变宽大，皮下脂肪在胸、肩、髋部更加丰满。第一次出现月经叫月经初潮，它是进入青春期的标志。青春期卵巢发育未完全成熟，卵巢周期因激素分泌量不稳而不规则，故初潮之后月经周期也不一定十分规则，父母不必认为是病态而引起恐慌，一般经半年后或更长时间渐趋规则。初潮年龄可因身体及精神发育、气候及社会生活、营养状况及慢性病有无而不同。一般而言，温热地带，健康的女孩初潮较早，11～12岁即开始有月经，而寒冷地带，有慢性病、营养不良的女孩可迟至15～17岁才开始初潮。

4. 性成熟期

此期是卵巢机能最旺盛的时期，一般自18岁开始，可持续30年左右。此期生育活动最旺盛，又称生育期。影响因素同青春期。

5. 更年期

此期是卵巢机能逐渐减退到最后消失的一个过渡时期，一般约在45～52岁之间，但有卵巢功能早衰的女性，更年期可提前，在35～40岁即进入更年期。这个过渡期，可短可长，由数月至三年或更长。此期卵泡虽能发育，但发育维持一定时期后即

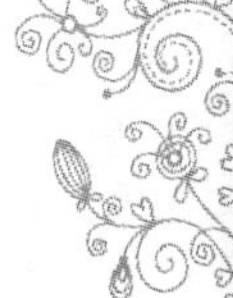

萎缩成为闭锁卵泡，不能排卵，因此卵巢的生育机能先消退，但植物性机能仍能维持一段时期，这可使机体的自主神经系统很好地调节与代偿，以适应更年期的一些改变而平稳地度过这个时期。其原因是：血内雌激素促使垂体前叶的促卵泡成熟激素量相应增加，使得更年期妇女约70%～90%的人，其卵巢植物性机能也就是分泌性激素的机能，在垂体促卵泡成熟激素作用下，减退比较缓慢而稳定，不致出现自主神经功能紊乱的一系列症状，如阵发性面部潮红、发热、出汗、心悸、头痛、失眠、皮肤麻木、恶心、关节痛、精神萎靡、忧郁等，血管也可能波动等。只有10%～30%的妇女，因卵巢植物性机能减退比较快或者比较突然，来不及适应与调节代偿，才会出现上述更年期症状，但可以通过自身努力与适当医治而促症状消失。更年期月经可能不规则，其原因正如青春期，由于卵泡发育不好，影响了子宫内膜的周期变化，以致月经周期不规则，或缩短少于28天，或延长数月乃至半年来一次，经血量也可能过多或过少，应正确认识与对待。当然应积极诊治，排除疾病因素。

6. 绝经期

绝经期指卵巢植物功能更进一步衰退，月经停止的时期。绝经后，生殖器逐渐萎缩，阴唇皮下脂肪消失，阴道黏膜变为光滑且失去弹性，阴道穹窿变狭小，阴道自洁度即酸性降低，易于感染发炎，子宫颈缩短，子宫与卵巢均变小，卵巢内仅有少数早期发育的卵泡。整个机体新陈代谢迟缓，引起皮下脂肪聚积而变为肥胖。一般月经停止来潮一年内叫绝经期。绝经后如再有阴道出血，民间叫“倒开花”，多因生殖器癌症所致，应及早就医诊治。

7. 老年期及绝经后期

从绝经一年以后起，直至生命终点的整个时期，叫绝经后期。一般认为，随着年龄的增长，女性机体包括生殖器在内逐渐全面老化，至60岁以后进入老年期。此期，不仅性器官功能衰退至消失，其他各器官也日渐衰老，功能低下，常出现血脂、血压、血糖异常、动脉粥样硬化，以及骨代谢失常导致骨质疏松进而产生退化性骨病等。

（三）女性特有的五个生理期及保健要点

与男性不同，女性特有五个生理期，对此五个特殊生理期要有正确的认识与保健常识及保健措施，以保持女性的身心健康。

1. 月经期

从初潮至绝经，约 30～40 年内，妇女每月有一次月经来潮，经期 3～7 天，每次来潮间隔约 28 天左右，21～35 天都属正常，经血量一般用卫生巾 10 片左右，这是正常生理现象。少数人有腰酸、下腹轻微胀痛、外阴坠胀感，不影响生活与工作，不必忧虑，也无需治疗。但若有严重下腹痛，可能有子宫内膜异位症或其他疾病，应及早医治；若经血量过多，或经期过长，可能有子宫肌瘤，或患有子宫内膜增生过长、子宫内膜不规则剥脱等功能性子宫出血类疾病，应速去医院。月经期全身及局部抵抗力降低，大脑兴奋性也降低，盆腔充血，子宫颈口较松，若生殖道下部不清洁，容易上行感染，导致子宫内膜炎、附件炎、盆腔炎等。所以，月经期应注意保持充足睡眠，防止精神及体力过劳，防寒保暖，经期避免冷水浴，要保持经垫及外阴的清洁，洗澡不要坐浴。

2. 孕期

卵子受精，受精卵在子宫内生长、发育约 40 周，即 280 天左右，胎儿成熟娩出，此期叫孕期。孕妇的生殖系统和全身器官会发生一系列变化。妊娠头三个月常有恶心、呕吐、厌食等早期妊娠反应，此期免疫力低，易发生上呼吸道感染等病毒感染导致胎儿畸形，接触猫、狗等也可致胎儿畸形或其他病变。早孕期剧烈运动可致流产，应避免。妊娠后三月，可能发生妊娠高血压、妊娠水肿，严重者发生子痫而被迫终止妊娠，所以孕期除注意营养、安全、卫生等保健外，还要定期作产前检查，如骨盆测量、胎

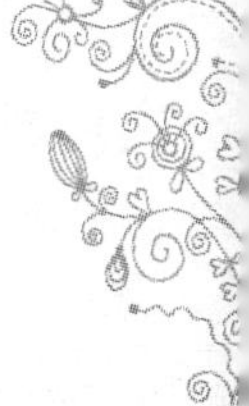

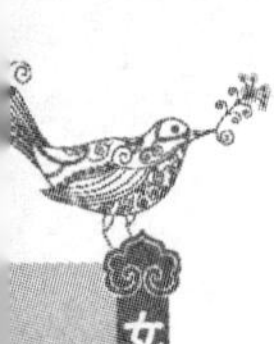

位，以及孕妇及胎儿健康状况等。还应算好预产期，以便做好当母亲的精神及物质准备。告诉你一个算法：末次月经的月数加9或减3，日数加7，即预产的月及日，比如末次月经是元月2日第一天来潮，预产期则是10月9日，若末次月经是6月7日，则预产期是3月14日。

3. 产褥期

孕妇分娩后，身体需经6～8周才能恢复到原来状态，此期叫产褥期，应保证充足的营养和休息，尤其要少站立，不能做挑担、种田等重体力劳动，否则易致子宫下垂。

4. 哺乳期

提倡母乳喂养，不仅经济方便，主要是宝宝头半年可从母乳中获得母体的免疫力，少生病。哺乳期一般一年。哺乳期应慎用药，因为母乳内药物浓度常可使婴儿受害，比如母亲用喹诺酮类抗生素，可使婴儿骨骼发育受抑制而长不高，母亲用链霉素等损伤听神经的药，可致婴儿聋哑！

5. 更年期

一般女性从40～60岁为更年期，此期同样有它的生理特点及相应的保健内容，后面将专题讨论。

二、更年期——一个新篇章的开始

更年期是人体性腺机能由成熟期逐渐衰退，到生殖能力完全消失的过渡期。男女都有，只不过男性更年期发生时间一般比女性晚十年，而且不适感觉没有女性明显，往往被淡化或忽略，常在“不知不觉”中平安度过。女性更年期一般发生在45～55岁，是卵巢功能从旺盛状态逐渐衰退到完全消失的自然生理转换过程，这过程包括绝经及绝经前后的一段时期。

此期女性可出现一系列生理和心理变化，但变化是逐渐发生的，约有 3/4 的女性可能有些不适感觉，但不影响生活及工作，甚至有些女性根本没有异样感觉。据统计，只有 5%～10% 的更年期女性会发展为更年期综合征，影响生活或工作，但在医生指导下，采用一些简单治疗，多能平安度过。

（一）顺利度过更年期必须知道的几个基本概念

神经系统对人体的生存、新陈代谢等一切生命活动起着重要作用：神经系统把人体的各器官、系统联合和统一为完整体，对内、外环境发生的种种变化，指挥、调节作适应性反应。比如女性更年期，卵巢激素减退这一内环境变化，神经系统会上下一致努力调整，产生适应的效果而顺利渡过，不必焦虑、恐慌。

1. 神经系统的组成

神经系统包括中枢神经系统及外周神经系统两大类，前者包括脑（包括大脑、小脑、脑干）与脊髓（位于脊椎骨的椎管内），后者包括 12 对脑神经及脊髓发出的神经索、神经干或周围神经共 31 对脊神经，还有植物性神经系统三大部分。自主神经系统（有人叫植物神经或自律神经）通常公认的只是它的周围部分，它的中枢部分位于丘脑下部。自主神经又分为交感及副交感两功能部分。

2. 丘脑及丘脑下部

组成脑三部分之一的脑干包括延髓、脑桥和中脑，脑桥是延髓的直接延续。脑干的最前部形成丘脑，中脑的各部贴在丘脑的后方。丘脑又分为丘脑枕、前核、内、外侧核，丘脑上部、后部及下部。丘脑下部又分为三部分，它们是自主神经系的皮质下中枢，丘脑下部是丘脑与大脑皮层和自主神经系统联系的中间环节，也是更年期由于雌激素下降，导致自主神经功能紊乱，产生诸如阵发颈面部潮红、发热、出汗、心悸等一系列由自主神经功能不稳，诱发的血管舒、缩功能障碍，可以通过大脑下意识克服的物质基础。人体适应内外环境的变化，就是起源于大脑皮

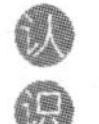

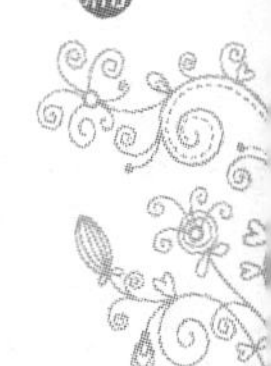

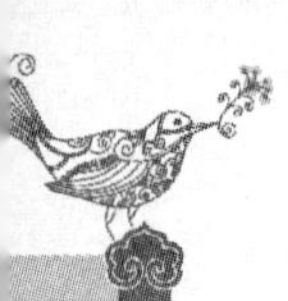

层，经由丘脑下部，传至自主神经，再传至内分泌腺（如卵巢）而发挥永恒不断的适应作用。我们说更年期不适，可以通过心理调适来改善、减轻，原因就在于此。

3. 绝经前期

广义的是指从青春发育到绝经这一段卵巢有生殖功能及分泌功能（又叫植物性功能）的时期。狭义地讲，是指妇女卵巢功能减退开始，直到绝经的这一段时期。

4. 绝经

绝经是指妇女中年以后，月经最后停止，至最后一次行经后的 12 个月以内的时间。若停经数月或半年又有月经来潮，一般是更年期卵巢功能下降、不稳所致。若停经一年或以上再有阴道流血，就不能认为是月经了，多为疾病原因，必须及早到医院。绝经可分为自然绝经与人工绝经两种。前者是指卵巢内卵泡用尽，或剩余的卵泡对来自下丘脑-垂体的促性腺激素丧失了反应，卵泡不再发育和分泌雌激素，不能刺激子宫内膜发生周期性变化，导致绝经。后者是指手术切除双侧卵巢，或放化疗破坏了卵巢功能。若非以上两者的极少数绝经，可因某些疾病引起，应请医生寻找原因。

5. 围绝经期

世界卫生组织（WHO）建议废除“更年期”，推荐采用“围经绝期”一词，它包含绝经过渡期、绝经期、绝经后一年这三个阶段。而更年期包括了绝经后更长的一般时期，一般要经历2～3年甚至6～8年或更长，因为这段时间卵巢功能虽更为低下，只是生殖功能消失，而分泌功能也就是植物性功能在“性轴”的作用下并未完全消失，直到 60 岁以后才进入老年期。更年期涵盖的时间更能反映实际情况，仍为医学界广泛应用。

6. 更年期综合征

更年期综合征指妇女在绝经前后，由于性激素水平逐渐减少所导致的一系列以自主神经功能紊乱为主，伴有神经、心理症状的一组综合征。它们可较为严重，以致影响女性的生活或工作。有此类综合征的不多，一般占更年期妇女的5%～10%。相信经宣传教育会更少。

7. 绝经后期

绝经后期指妇女最后一次月经后，直到生命终止的整个时期。据调查，我国女性平均的绝经年龄在45～55岁，即平均50岁绝经，这就是说，绝经后还有10年才进入老年，而且绝经后无月经的麻烦，无需担心怀孕，可一身轻松进入人生的第二个春天，尽情地“所为”、“所乐”，开始人生的一个新篇章，为社会的幸福、和谐创造着，同时也享受着。

（二）女生更年期“外表”与“内在”的变化

女性进入更年期后，其外表的女性第二性征逐渐变化，内、外生殖器也发生退行性改变，这是机体衰老的自然规律。掌握规律，进行抗衰老保健，可延缓衰老，使心理年龄小于生理年龄。

1. 外生殖器的变化

由于雌激素的减少，依赖其发育的外生殖器随之退行性改变，表现为阴阜及大、小阴唇及皮下脂肪减少，黏膜变薄，外阴不饱满，巴氏腺及阴道内分泌减少，外阴皮肤干皱。

2. 阴道的变化

更年期雌激素减少，阴道皱襞及弹性组织减少，阴道黏膜上皮萎缩，黏膜变得脆薄，毛细血管易破损而致不规则点状出血，阴道上皮内糖原含量减少，乳酸杆菌减少而致阴道酸度降低，阴道自洁能力下降，容易发生细菌性及非特异性阴道炎，严重者糜烂、溃疡。阴道萎缩一般在绝经后数年才发生。

3. 内生殖器的变化

子宫逐渐缩小，宫壁因肌肉萎缩而变薄，肌层纤维组织增多，子宫内膜变薄、萎缩，周期性变化由紊乱到消失，以致更年期由月经周期不规则到绝经。子宫颈体积减小，黏液分泌减少，宫

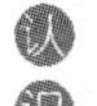

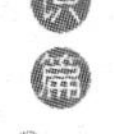

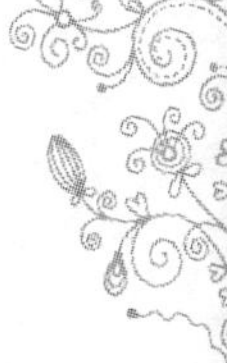

颈的鳞状上皮细胞层变得很薄，极易损伤出血，或发生宫颈那波氏囊肿、宫颈息肉、宫颈糜烂，甚至宫颈癌，故更年期定期妇检很重要。输卵管的改变是：黏膜逐渐萎缩，皱褶消失，肌肉被结缔组织替代，失去蠕动能力。更年期卵巢逐渐缩小、萎缩、变硬，体积及重量仅为育龄期的 1/3～1/2，卵巢皮质内基本无卵泡，卵巢的生理功能逐渐衰减到消失。

4. 第二性征的变化

女性自青春期始，逐渐发育具备女性特有的外在美——女性第二特征，诸如乳房丰满、挺坚，皮肤细嫩光泽，声音柔美，胸围大，腰围小，臂围大，具“三围曲线美”。进入更年期后，由于雌激素减少，致使乳房逐渐萎缩、下垂，皮肤粗糙，晦暗无光，出现皱褶，声音低沉、沙哑，皮下脂肪增厚，堆积在颈、肩、腰腹部、颏下等组织较疏松处，出现腰粗、腹凸、双下巴等更年期发福的体态，阴毛、腋毛渐减少，其他皮肤处汗毛因雄性激素相对增多而明显增多。

5. 女性更年期内分泌激素的变化

人体内部有一些能分泌激素的腺体，称为内分泌腺，如丘脑下部、垂体、卵巢、甲状腺、甲状旁腺、肾上腺、胰腺等。女性更年期时，性腺卵巢首先开始衰退，其他腺体功能也难逃衰老减退的规律，只是时间稍晚、程度较轻或衰退速度较慢而已。故更年期的衰老改变是多方面的。

(1)雌激素：女性育龄期，雌激素大部来源于卵巢，少部由肾上腺分泌的雄烯二酮转化而来。进入更年期，卵巢逐渐萎缩，血中雌激素大部由肾上腺雄性激素前身物质(如雄烯二酮)转化而来，所以尽管排卵功能已先消失，而雌激素水平并未锐减，这是神经系统调节的结果。

(2)孕激素：因孕激素主要来自排卵后的黄体，进入更年期，随着无排卵月经的出现，孕酮的量明显减少。

(3)促性腺激素：进入更年期后，卵巢激素明显下降，对下丘脑-垂体不能形成负反馈，即不能抑制其分泌作用，故使性腺激素，包括卵泡刺激素、黄体生成素，明显升高，前者可为原来的13～14倍，后者升高约3倍，这一代偿卵巢功能下降的作用，可维持到绝经十余年后，这也是女性性征进入更年期虽有改变，但总体尚能维持之因。

(4)雄激素：更年期女性，雄激素的下降水平较雌激素低，造成雄激素较育龄期相对高，故此期女性毛发加重，胡须较前明显，声音向男性低沉转变。

(5)促性腺激素释放激素：更年期及绝经后，此激素分泌的幅度增加，对外源性促性腺激素释放激素的反应增强，其结果自然弥补卵巢功能的下降。

(6)生长激素：随年龄增长而减少。

(7)甲状旁腺激素：随年龄增长而增加，导致钙吸收减少，骨质疏松。

(8)降钙素与β-内啡肽：降钙素逐渐减少，致成骨细胞减少，抑制骨吸收能力降低，骨量减少，骨质疏松。β-内啡肽是神经递质，更年期逐渐降低，它抑制神经多肽或镇痛的作用减弱，故更年期容易到处发生疼痛感，情绪波动。

（三）更年期常见症状及疾病

症状不是疾病，分述如下。

1. 常见症状及原因分析

(1)月经异常：表现为月经过频、过稀，经血量过多或过少，来潮时间过长等。月经过多者，常发生头晕、乏力、下肢肿、面色苍白等贫血症状。据统计，月经紊乱的发生，40～45岁约占16%～30%，46～50岁增加到30%～51%。月经紊乱的原因是卵巢功能逐渐减退，子宫内膜周期性变化亦相应不规则，导致月经不规则，或周期逐渐延长至停经，或月经突然停止，后者仅占10%左右。

(2)血管舒缩功能不稳的表现：最常见的标志性症状是潮

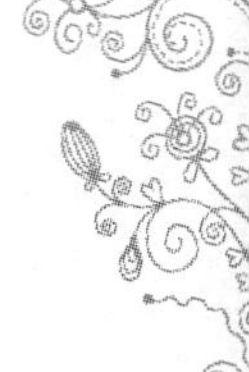

热，约 50％～75％的更年期女性出现此症状。典型潮热起自胸前，涌向头颈及面部，然后波及全身，有的人紧接着爆发性出汗，伴头痛、头晕、心悸、烦躁、口干。每天可发作数次或数十次，如潮水般起落，故称潮热。一般不影响工作、生活。约 10％～20％女性觉有很大痛苦，一般持续 1～3 年消失，约 25％～35％女性持续至绝经后 5～10 年，约 10％持续至绝经后 15 年。潮热发生是因雌激素水平下降，交感神经活性增强，产生血管扩张而致皮肤红、热、口干及心跳加快，随后副交感神经兴奋性增强，又发生出汗等自主神经功能不稳的现象。

(3)心脏症状：常见心慌、胸前紧迫感，或憋闷，甚至压榨性疼痛。其原因有两方面。其一，由于卵巢激素减少，脑垂体分泌促性腺激素增多，供应心脏血液的冠状血管舒缩功能障碍，阵发痉挛，导致心肌短暂缺血，此并非真正冠心病。这些症状的出现，与体力活动无关，即并非“劳力性心绞痛”，含服硝酸甘油也不能缓解，但用雌激素治疗有效。其二，更年期是人到中年，正是血管发生动脉粥样硬化的发展期，因为血管病是植根于青少年，发展于中年，发病于老年，所以此期间的心脏症状，也可能不是上述的“假性心绞痛”，而是真正心绞痛，更何况雌激素下降，本身就引起血管内血脂沉积、血小板聚集、红细胞变形指数增加，从而发生血管病变，所以，出现症状应警惕真冠心病可能。比如心慌，它可能是因心跳过快、过慢，或节律不齐等原因，根源是心肌供血不足，而不要误以为只是精神或自主神经因素。据统计，绝经后妇女 40％患有冠心病。

(4)精神神经症状：表现为激动易怒、暴躁、忧郁、焦虑、多疑、情绪低落难以自我控制等，也有的精神兴奋、失眠多梦、喜怒无常，或出现注意力难集中，记忆力下降，有时无端惊恐。产生的原因，主要是对更年期产生的一些躯体不适缺乏正确认识，不知它们只不过是生理变化产生的，并不是“病”，不必过分担心。

(5)泌尿生殖系统症状：部分人可能出现尿频、尿急、排尿困难、夜尿增多，或压力性尿失禁等这些症状的一部分，极少全部。

同时会出现雌激素下降导致的阴道改变。而泌尿症状，主要因阴道自洁度下降，常发生阴道炎，而累及了其邻居尿道发炎。压力性尿失禁常于膀胱过度充盈，或腹压增加（如咳嗽、大笑）时发生，与膀胱括约肌功能在更年期随激素减退及机体老化规律而下降有关，常作盆底肌收缩、放松锻炼，可改善症状。压力性尿失禁绝经后的发生率据统计为17.1%，若常锻炼，可明显减少。

（6）皮肤黏膜的症状：可有皮肤松弛，暗晦无光，毛孔粗大，皮肤粗糙，出现色斑或瘙痒，皮肤皱纹，口干，经常口腔溃疡，少数人皮肤感觉异常，如麻木、针刺、蚁行感等。

（7）腰酸背痛、身长缩短、驼背、易骨折：这些症状的出现，是雌激素下降，致骨的成骨细胞减少、破骨细胞增加，同时甲状旁腺激素随年龄增大而增多，致钙吸收减少等综合因素，使骨量减少，骨质疏松，脊柱负重，压缩变短、变形，致脊椎前倾，肾虚加重，甚至胸或腰椎压缩性骨折，形成驼背。约30%女性易发生骨折，尤以前臂的桡骨、尺骨及股骨颈易骨折。

（8）五官的症状：眼因晶状体弹性降低，调节功能下降，出现近距离视物不清的"老花眼"，也可出现玻璃体混浊导致的"飞蚊症"，或晶状体混浊导致的"老年性白内障"等视力障碍。耳可发生鼓膜萎缩，中耳的血循环减少，内耳的组织、神经发生变性，听觉中枢的兴奋性降低，而致耳鸣、听力下降，同时内耳的平衡功能减退，容易在乘飞机、车、船时发生眩晕。鼻黏膜变薄，腺体细胞退化，血管弹性减退、脆性增加，从而使鼻易干燥、出血。牙齿开始松动、脱落，或发生龋齿，这与骨质疏松、牙槽骨萎缩、牙釉质破坏有关。

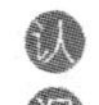

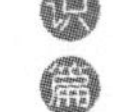

2. 警惕中老年常见慢性病在更年期悄悄发展

（1）中老年常见内科慢性病：高血压、心脑血管疾病、糖尿病、恶性肿瘤是中老年致死的常见原因。据统计，平均6～64秒有一人死于慢性病。我国恶性肿瘤患者每年有700万，死亡140万，死亡率达20%。2006年，卫生部心脑血管病防治研究中心在《中国心脑血管病报告》中指出：我国每年死于心脑血管病达

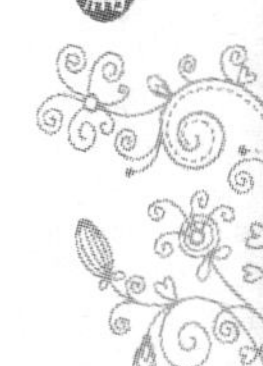

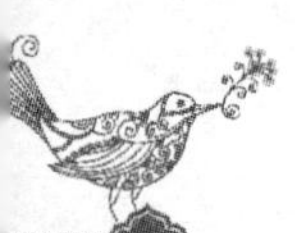

300 万人，占每年总死亡人数 50%，每 10～12 秒因心脑血管病夺去一人生命。我国糖尿病患者人数迅速增多，1980 年发患者数在 400 万以下，2007 年高达 9000 万，每年递增 800 万，2010 年，我国糖尿病发患者数已居世界第一！

(2)更年期常见妇科疾病：包括更年期综合征、功能性子宫出血、阴道炎、子宫肌瘤、子宫脱垂、宫颈癌、子宫内膜癌、卵巢癌、乳腺癌及更年期抑郁症等，这些必须早防早治。

心情篇
女人爱自己
坦然面对更年期

一、更年期的心理变化主要表现及原因

（一）心理异常的主要表现

1. 失眠

失眠在更年期常见，可表现为难入睡，或中途惊醒、早醒等。其原因主要是雌激素下降引起潮热、出汗阵发干扰，雌激素对脑的抑制作用因其分泌减少而减弱，致兴奋性过高，两者失去平衡，故而失眠。

2. 精神神经症状

一种表现为精神兴奋，情绪不稳，易烦躁，激动，敏感多疑，喜怒无常；另一种表现为抑郁，焦虑，表情淡漠，注意力不集中。其原因一方面是雌激素水平下降致大脑皮层兴奋，抑制平衡失调；另一方面，更年期正是进入严峻的中年，上有老要照顾，下有子女正面临升学就业等关口，中有自己的事业、晋升等问题，面对家庭、工作、生活、身体多重压力，致心理疲劳产生心理障碍，出现神经精神症状。

3. 心理疲劳

心理疲劳大部分是通过身体疲劳表现出来的，如早晨起床后不觉精力充沛，反而浑身无力，四肢沉重，心情沮丧，不愿与人交谈；工作、学习不起劲，效率低；觉头晕、头痛、恶心、全身违和，眼易疲劳而发胀或看不清，困乏想睡，但躺上床又睡不着；没有食欲，口味不好或变化大。

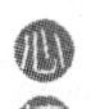

4. 性心理障碍

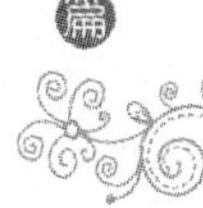

由于更年期月经紊乱，发生阴道炎、阴道分泌物减少而致性交痛，致使对性生活产生消极甚至反感，有的故意压抑自己的性生理需求，这样可能影响夫妻感情，也容易造成女性早衰。实际

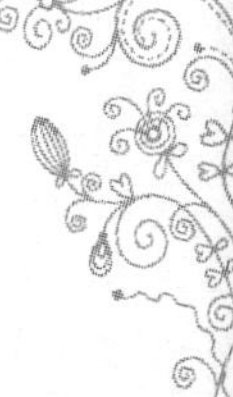

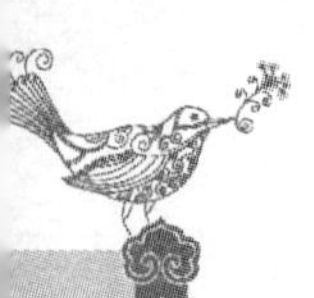

上，更年期乃至绝经后数十月、数十年，还可以过正常夫妻生活。

5. **偏执心理**

发生这种异常心理的更年期女性，往往原有自以为是、自私、冷酷无情、心胸狭窄等缺陷，进入更年期后，表现为不愿与人交往，日益孤独，出现“被害”、“疑病”等妄想，或产生幻听、幻视，即常“听”见有人在议论自己，或“看”见有人企图拿刀杀害自己等。但这些精神症状比精神患者轻，大都是主观感受，自我描述呈波动性，不是持续存在，有求治愿望。而精神患者是不承认自己有病，也拒绝治疗的。偏执心理的敏感、多疑，对人不信任，多思虑，或无事生非等，都是可以通过心理治疗而消失的。

（二）影响心理变化的因素

更年期心理障碍不是错，理直气壮面对，正确恰当调适，迎向人生新高峰。

1. **生物学因素**

雌激素不仅对大脑有抑制镇静作用，它还能促进氨基酸——组成生命的基本单元细胞的营养物转移至脑，调节生物原胺和酶在中枢神经系统中的产生和代谢，从而有利于正常健康的精神状态。更年期雌激素水平降低，人体来不及调适进入新的平衡，可出现神经内分泌失调，于是产生上述生理及心理变化，这是自然规律。但主观努力可改变它，淡化它，不是也有人无明显更年期症状，或很轻微不影响生活、工作吗？

2. **精神因素**

更年期本是人生中点，从中年过渡到老年，身体各器官特别是内分泌系统逐渐衰老、退化，导致神经系统机能和心理活动比以前脆弱，对外界和（或）身体内的不良刺激感受敏感，适应力下降，极易诱发心理障碍。

3. **生理变化惹的祸**

更年期出现月经不调、潮红热、失眠倦怠、压力性尿失禁、性交痛等生理不适，自然引发情绪不良或失控，进而影响社交、夫妻生活，导致自闭、孤独，加重精神症状的恶性循环。

4. 传统生活方式和（或）习惯的改变

女性结婚、生育之后，除工作外，其余所有重心均放在家庭。女性更年期通常正是子女进大学或就业外出的年龄，导致进入中年空巢家庭境界，顿觉生活失去重心，若50或55岁退休，更是倍感失落。以前因为忙，无暇自顾，闲下来后，加上一些生理上的不良刺激，身心不适感异常明显起来，加上多疑、郁郁寡欢，对丈夫也看不顺眼，认为他不关心自己，甚至不爱自己了，这样就会产生许多负面心理情绪。若很快调整进入新的生活，比如积极走入社会，加入慈善工作，或参加社区义工，或积极开创个人事业，或从事文体、书画等活动，即可避免或减轻情绪障碍。

5. 社会因素

中年妇女，诸如职位自认为该升而不升，或岗位有不如意的变动，或下岗待业，经济地位低下等，或出现更年期烦躁、易怒、情绪不稳，不被周围人所理解与谅解，致人际关系紧张，加重心理压力，精神症状更重。

二、你的心情你做主

用良好的心态迎接更年期的挑战，摆正心态，做智慧的女人。

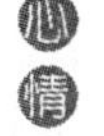

（一）心理健康的标准

要营造健康的心理，必须知道心理健康的标准，介绍如下。

1. 大众心理健康十大标准

◎ 有适度的安全感，有自信心，对自我成就有价值感。

◎ 适度的自我批评，不过分夸耀自己，也不过分苛责自己。

◎ 日常生活有适度的主动性，不为环境所左右。

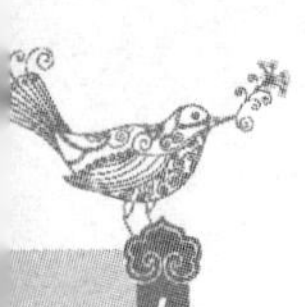

◎ 理智、现实、客观,与现实有良好的接触,能容忍生活中的挫折与打击,无过度的幻想。

◎ 有自知之明,了解自己的动机与目的,对自己的能力能做客观的评定。

◎ 能保持人格的完整与和谐,个人的价值能适应社会的标准,对自己的工作能集中注意力。

◎ 有切合实际的生活目标。

◎ 有从经验中学习的能力,通过适应环境的需要改变自己。

◎ 有良好的人际关系,有爱别人和被爱的能力。

◎ 在不违背社会标准的前提下,能保持自己的个性,既不过分阿谀,也不过分寻求社会赞许,有个人的独立见解,有判断是非的标准。

2. **心理健康三良好**

◆ 良好的个性:心地善良,乐观,为人谦和,正直无私,情绪稳定。

◆ 良好的处世能力:观察事物客观现实,有良好的自控能力,能较好适应复杂环境变化。

◆ 良好的人际关系:助人为乐,与人为善,心情舒畅,人际关系好。

(二)心理健康对人的重要性

没有健康的心理就没有完整的健康的人。世界卫生组织对人体健康的定义是:健康不仅是没有躯体疾病,还要有良好的心理状态与社会适应能力。我国古人对健康二字的理解是:体强曰健,心怡曰康。也就是说,健康包括身体强壮及心情快乐。

(三)心理卫生的科学涵义及重要性

我们已知健康的心理是每个人健康的必备条件,所以必须懂得心理卫生,讲究心理卫生,这样才能获得健康快乐。

1. 心理卫生的三种涵义

就字面讲，其一是指一门科学，如心理卫生学；其二指健康状态，比如说某人心理健康，可说他心理卫生好；其三指服务工作，即心理保健的意思。

2. 心理卫生的实际内涵

心理卫生是指要按照心理学的原理，采用科学有效的心理学方法与技术，预防各种心理障碍与心理疾病的发生，消除可能诱发各种心理障碍与心理疾病的因素，提高对内、外环境变化的适应能力与改造能力。比如更年期女性，雌激素水平下降，导致内环境的一系列变化，此期间也可能遭遇诸如子女离家升学或就业、自己晋升受挫等外环境的不良刺激而产生心理障碍，我们就应懂得，可以用心理卫生的方法去适应、去改变、去消除不良因素，获得稳定的情绪、健全的人格、自我意识的健康发展，过上健康、快乐、幸福的更年期生活。

3. 心理卫生在保健中的价值与重要性

讲究心理卫生，首先可防止心理衰老，比如竞争意识退化、自卑、固执、孤僻、急躁、懒散、办事效率低等心理老化现象可推迟发生。心理衰老并不一定与身体生理机能衰老同步发生，一个人心理年龄可以小于生理年龄或日历年龄，主要是指心理永远年轻，永葆青春。其次，心理卫生也是保健医学及临床医学的一场革命，是人类文明素质的重要内容，它改变了传统的重治疗、轻预防，重躯体、轻心理和社会的医学模式，建立新的医学模式保健康，即生物-心理-社会多维关注的模式，更有利于健康。第三，心理卫生在生理保健中有着奇特效果，比如对癌细胞。

（四）心理卫生保健的基本原则

◎ 生理、心理因素结合，不可偏废。

◎ 兼顾认知、情感、意志行为相互联系及平衡发展。

◎ 注意个体和群体相互作用，和谐发展。

◎ 人与环境和谐发展，相互协调。

◎ 全面原则：精神锻炼同时，要保证平衡的充足的营养，坚持不懈的适量运动。

◎ 脑、身并重：健脑、健身并重，二者同样“用进废退”。

（五）心理卫生保健的主要方法

1. 树立积极的、乐观向上的人生态度

要笑对人生，将挫折、磨难、内外环境的不良刺激，化为进取的动力，用好的心态接受现实，竭尽全力去获取好结果，将“烂牌”打出好结果。更年期的一些生理变化是现实，我们接受它，积极去适应它、改造它，使之不是沉沦、痛苦的理由，而是奋进的动力，将“四十岁处处吃香”“五十岁事业辉煌”的人生金秋的收获时期变为现实。拜伦说“乐观的人永生不老”，让我们作为座右铭吧。

2. 坚持学习，勤于动脑

勤学，多思，培养多方面的兴趣爱好，可促使大脑开发更多的脑细胞，使大脑健康而有活力。人体的“总司令部”健康有活力，自然能“指挥”身体健康发展。比如，我们懂得了更年期的身心变化，只不过是人体生理变化进程中由中年向老年的过渡期，是自然规律，那么，自然不会焦虑、紧张，而是积极应对，消除不利因素，淡然度过。

3. 树立预防重于治疗的新观念

树立预防重于治疗的新观念，养成良好的生活方式与行为习惯。生活方式与行为习惯是一个人的心理特质的外部表现，不断强化良好的外部表现，就会具有稳定的良好的心理特质，塑造良好的个性、健康的心理。

4. 积极参加社会活动

融入社会生活，保持与社会的密切联系，形成良好的人际关

系，不仅可促进快乐，而且群体心理氛围对个人有很大感染力，可促进心理健康。俗话说“近朱者赤”，就是这个道理。参加社会文体活动，或者做义工、志愿者等公益慈善活动，可促进身、心健康。孔子说“德润生，仁者寿”，老子提倡“少私念，去贪心”，孟子说“爱生而不苟生，舍生取义”。古圣人的告诫，也是我们生理、心理卫生之道。健康长寿者，90％德高望重。

5.坚持适量运动

适量运动可健身、健心，提高免疫功能。

6.营造和睦温馨的家庭氛围

更年期女性，一般是家庭主妇，应敬老、爱小、关爱丈夫，宽容，忍让，不要发生争吵。美国加州心术研究所执行主任罗斯爱博士认为，一次争吵，能毁掉几天的生活质量，所以要避开不愉快的事情，取得心理卫生与好的生活质量。

7.合理的营养膳食

良好而合理的营养，是健体、健心的物质基础。

8.学习并掌握心理调节的各项技术、技巧

如“宣泄”、“转移”等心理的自我调控，相信最好的保健医生就是自己。

（六）心理自我调节的内容及方式

1.大脑是人的心理器官

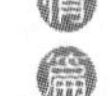

这可以从脑的进化说明。植物及低等无脊椎动物没有神经系统；低等脊椎动物有神经系统，并有简单的大脑，故可调节自己的行为、活动；高等脊椎动物有较复杂的神经系统、大脑；人类是最高级的脊椎动物，有以大脑与脊髓为中枢的极其复杂的神经系统。大脑皮质有三级功能区，一级区负责接收外界传入的信息，并发送运动反射指令，主要产生感觉；二级区又称投射联合区，主要产生知觉；三级区是人类特有的最高功能区，是进行

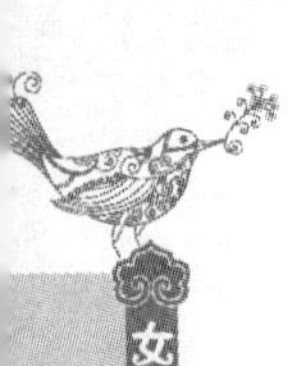

分析综合、计划组织的功能中心，从此处，产生人类特有的意识、语言这种高级的心理反映形式，人类才具有逻辑、辩证思维，能对人的各种动作、语言、社交等进行精细而有效的调节，同时，对外界刺激做出正确的反应。这些心理活动，靠大脑指挥进行。

2. 主观能动性可调控，改造客观环境

什么叫主观能动性？它是指人主动对客观环境进行调节控制和改造的能力，它是人心理的重要特点。人的心理，来源于客观环境，在大脑的主宰下的人的心理又可以主动地反作用于客观环境，进行调控、适应、改造等等，从而变不利于人的环境为有利或无害。比如更年期，由于人体的自然衰老过程，雌激素下降及随之而来的一些内环境（即人体内容）的变化，可给人一些不良刺激，但健康的心理可以去调控、适应、改造不利的变化，这就是我说“你的心情你做主”的理论依据与可行性的道理。

3. 心理与生理的互动关系

事实证明，心理与生理是互动的，两者之间，既有积极的促进作用，又有消极的负面影响。前者事例很多，例如武汉市癌症康复会，自 1993 年 6 月成立以来，先后共拥有 3520 名会员，病情比较稳定和康复者达 79%，会员们在一起做运动，听健康讲座，唱歌，跳舞，做手工艺品，办画展，交流抗癌经验，互相帮助，愉快，乐观，他们坚信“阳光总在风雨后”，至 2008 年，病情稳定及康复者有 2700 多人，其中有 560 名“抗癌名星”、20 名“抗癌博士”，这些“博士”的行动，证明健康心理可战胜身体疾病。1955 年出生的陈爷爷，2003 年患结肠癌，被迫离开西藏工地回武汉手术，但工地需要他，他在历时 10 个月的七次化疗期间，先后四次进西藏参与施工，用他的工作疗法加化疗，使癌魔低头，并将高原反应踩在脚下，参与正常人也觉艰苦的工作。1926 年出生的离休干部刘奶奶，1975 年患乳腺癌，1987 年右肺转移，2007 年又发现右甲状腺瘤，2009 年被诊断右肾错构瘤，她经历两次大手术，多次放疗、化疗，吃中药难计其数，她坚强乐观地与癌搏斗了三十五个春秋。这些感人的事实，说明良好的心理状态、正确的人生态度，可以提高人体的免疫力，提高生理素质，战胜疾病。反之，不健康的心理，也可导致许多疾病。比如更年期的生理变化，可因心理因素形成更年期综合征。心理不良可引起心身疾病，它们占人类全部疾病的50%，最常见的是现代发病率居前三位的冠心病、脑血管病、癌症，消化性溃疡病、支气管哮喘等亦常见。心身病的"心"不是心脏，是心理。

4. 心理调节的主要内容

打开心理健康大门的金钥匙，就在各位更年期女性的手中。只要学会并使用心理技术与技巧，就能减轻心理压力的强度，将心理状态由消极转为积极。下面，让我们来了解心理调节的内容。

(1)认知结构的调节：就是换一个角度去考虑问题，多想事物好的方面、优势、长处，不想或少想消极的一面。比如，小偷进家偷走你的现金，你承认这现实，急也急不回来，你就想，幸好，小偷没有伤我的老母亲，幸好他没有发现我的存折，幸好他也没有找到我的铂金宝石项链及戒指，这样你的心情就会好多了。再如，假如你晋升职称没有如愿，年终评先进也因一票之差落选，你不要懊恼，不要怨天尤人，因为痛苦也对挽回"败局"无济于事，你就想，"失败是成功之母"，这次副教授没评上，我再努力，争取拔尖提教授。正如贝弗里奇说："人往往是在处于逆流的时候，获得最出色的成果。"莎士比亚说："什么都比不上厄运更能磨炼人的德性。"古人也说："塞翁失马，焉知非福?"拉塞尔·洛瓦尔说："不幸就像一把刀子，它既能为我们服务，也能伤害我们，这就要看我们是握着刀柄还是刀锋。"总之，坏事、好事是可以变的，关键在于人如何掌握。"祸兮福所倚，福兮祸所伏"这句名言，也是讲的这个道理。

(2)注意力的调节：也就是转移、避开法。比如更年期易掉发、潮红、烦躁，你不要在意它，你可以唱唱歌，想一些愉快的往事，若在非工作时间，可以散散步，或找朋友聊天，参加文体活

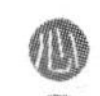

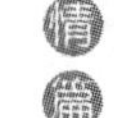

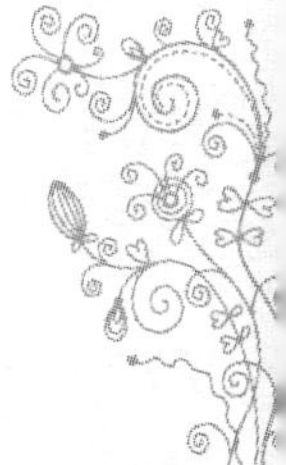

动，这样就可冲淡不适的感觉。

(3)记忆调节：当你心理抑郁不快，觉得自己怎么很快就进入更年期，迈向老年呢？难道自己将从此衰老无用？你就不要钻进这不愉快的"牛角尖"，而回忆你辉煌的往事，构想你今后事业、家庭或子女的美好蓝图与前景，于是你不但转向了愉快，还有振奋向上的情绪。

(4)思维调节：训练逻辑思维，拓宽思路，扩大知识面，这样你就心胸开阔，豁达大度，不会因一些琐事烦恼。比如人口学家马寅初，他能做到宠辱不惊，淡定处世，虽处逆境也能长寿。别人批斗他，他能"闲看庭前花开花落，漫观天外云卷云舒"；别人通知他被"平反"、"解放"了，他也没欣喜若狂，而是淡淡地回答："知道了。"因过喜过悲都有损健康。

(5)语言调节：更年期常心烦易怒，有时与家人甚至同事或在公共汽车上与人发生争吵，你要经常暗示自己，别随便开口，想好了再说，语速放慢些，声音轻柔、甜美些，说话婉转些，别开口伤人。比如，一人莽撞地跑上车，踩了你的脚，伞又弄湿了你的衣，而且不道歉，忙着去给与他一同上车的老大娘找座位，你本打算发火责备他，但你先忍耐并想想，车上拥挤，很难免碰撞，再说他孝心可嘉，你可以改责骂为善意的提醒，或者不言语算了，这就可以避免不愉快的争吵。

(6)情绪和情感的调节：乐观，培养自己多方面的兴趣，可以变坏事为好事，促进健康。比如张学良，被囚禁 55 年，在逆境中为何能活到 101 岁呢？他乐观，将生死置之度外，他曾说枪毙只不过脑袋搬家，他善于"健忘"，忘掉仇恨，忘掉不愉快的事，他胸怀博大到给蒋介石送挽联，给"狱头"刘乙光饯行、吊唁。他每天唱京剧，打网球，游泳，还养兰花，收藏，欣赏书画，读书，写字，研究明史，编王阳明诗抄，生活多样、充实，没有时间去多愁善感，故睡眠好，健康长寿。

(7)意志调节：经常学习意志坚强的人战胜各种困难，取得成功的事例，鼓励自己，别人能做到的，我也能做到，而且要求自己做得更完美、更成功，以“有志者事竟成”作为自己的座右铭，常想“业精于勤”。

(8)性格与人格的调节：良好的性格与高尚的人格都是可以培养的。常以雷锋、焦裕禄为榜样，经常提醒自己“心中要有他人”，要做一个“有益于人民的人”，要使自己不因碌碌无为而后悔。有位老教授，年高90多岁，又患前列腺癌，他还每天写文章，别人劝他停笔，他摇头说，我写文章一方面转移注意力，减少病痛感，同时我要做到“鞠躬尽瘁，死而不已”，他进一步解释说：我留下文章，就是“死而不已”，这不是比“死而后已”更好吗？有这样的情操，自然不会被更年期的区区生理上的不适而压垮了。

5.心理调节的主要方式

(1)运动调节：通过适量的运动，不仅可强壮身体，还可以转移你不愉快的注意力，结交朋友，振作精神，增强活力，消除消极情绪。

(2)守住内心的平静：更年期可说是多事之秋，有生理的变化，有子女的升学或就业，有父母的健康等。但你要学会守住内心的平静。心中有事世间小，心中无事一床宽。重要的是自己内心世界平静，具有内心的力量与宽容度，“有容乃大，无欲则刚。”常言说：“春有百花秋有月，夏有凉风冬有雪，若无闲事挂心头，便是人间好时节。”这就是说，内、外环境的变化我们都不要去计较，只要有良好的、平静的心态，不要将闲事挂在心头，便是人间好的时节。

(3)宣泄调节：不良情绪闷在心里会影响健康，抑郁成疾。宣泄也就是倾吐，可向家人、朋友、同事倾吐你心中的不快与积郁，甚至向丈夫发一顿唠叨，或将自己关在房内哭一场，你的情绪宣泄出来，心情就会好多了。

(4)转移法：当你心情不好时，或埋头工作，或参加文体活动，或看小说，或唱欢快的歌，这样，来改变现状。

(5)亲情调节：自己与丈夫、子女、亲戚要经常思想沟通，相互关心，相互给予温暖，吸取力量，对父母孝，对子女慈，他们也

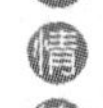

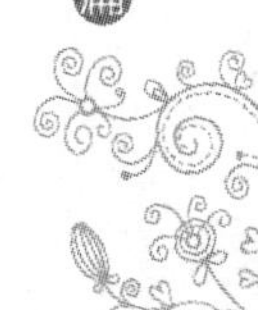

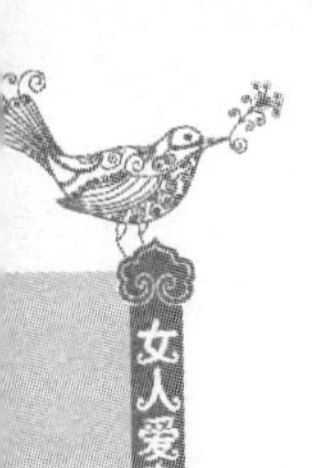

自然会喜欢你，彼此和谐、欢乐，你即使有心灵或生理的创伤，也能得到安抚。

(6)努力提高自己的心理承受能力：更年期容易焦虑、苦闷、紧张，这就要提高自己的心理承受能力，坦然面对，如何做到呢？首先要学习，学习更年期相关知识，懂得它是女性必然经历的生理改变，不足为怪，更没必要紧张、恐惧；学习心理学知识(可自学或心理咨询)，培养自己正确地对待现实的态度，坚强的克服困难的意志，稳定的情绪与自控力等。同时，要学会并培养自己理智处世。什么叫理智？它是支配和调节自己感情和行动的“智力活动过程”。良好的理智表现在感知、记忆、想象、思维四方面。在感知方面是主动观察，不受环境干扰(包括身体内环境)，对事物能详细而快速分析，又不失敏锐、精细的判断，比如对更年期变化能正确判断它只是生理变化过渡期，自然能正确对待。在记忆方面是主动的，有信心的及持续性的记忆。在想象方面表现为主动、广阔而大胆。比如，你可想象“我完全可战胜更年期变化，平安度过”。在思维方面，能善于独立提出问题，富于创造性，遇事能深思熟虑。

(7)多进行社交活动：多与同学、朋友、亲戚来往，尽可能参加公益活动、集体文体活动。这样，你可以学习别人的长处，榜样的力量是无穷的，你可以获得友谊与乐趣，你也可因助人而得到快乐。

(8)克制情绪：有些更年期女性像火药，点火就爆炸，丈夫回家稍晚，或子女某项考试成绩稍差，她都大发雷霆，吵得全家鸡犬不宁，这会影响自己的健康及家庭和谐。要做到遇事冷静，常以“小不忍则乱大谋”来告诫自己，不要放任感情冲动。有人在手腕套一橡皮筋，她一觉察自己要发火了，就拉一下橡皮筋，皮筋弹回腕部，她感到痛就克制自己不要爆发生气。

三、克服障碍，拥有良好的心态，迎向人生新高峰

身体的健康，很大程度上取决于心理的健康。人真的可以改变负面的心理，来克服忧虑、恐惧，甚至各种病痛。只要我们以正面积极的人生态度、微笑迎接来自生理的、社会的各种挑战，茁壮自我，我们就会愈来愈幸运，愈有福气，就可能做最好的自己，走出阴影，迎向阳光，让更年期充满活力和创造力，更充分体现丰富的内涵、成熟的魅力。

（一）愉快乐观

1. 愉快乐观对健康的重要性

愉快乐观的心态有益于健康，这是人所共识的。豪厄尔说："有这么三位医生：第一位叫节食，第二位叫安静，第三位叫愉快。"雨果说："笑就是阳光，它能消除人们脸上的冬色。"亚里士多德说："生命的本质在于追求快乐，使得生命快乐的途径有两条：第一，发现使你快乐的时光，增加它；第二，发现使你不快乐的时光，减少它。"我国民间也有俗语：笑一笑，十年少。我国明代著名医学家龚延贤（92 岁）的《摄养诗》中也有"常含乐意莫生嗔"的名句。以上是摘取的国内外名人关于愉快乐观对健康重要性的陈述。从生理生化角度看，乐观愉快的心理可促进人体免疫功能，使人体内的卫士自然杀伤细胞及神经调质（如脑啡肽）含量增多，从而促进躯体健康。我们知道了愉快乐观对健康的重要性，以下介绍愉快乐观的方法。

2. 塑造愉快乐观的阳光心态的方法

（1）改变主观态度：就是改变对事物的看法，换位思考。比如子女出国留学考试失败，你可变苦恼为愉快地想：不出国好，一省钱，二可留在身边，相互得以照顾。还有一个古老的故事能

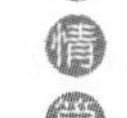

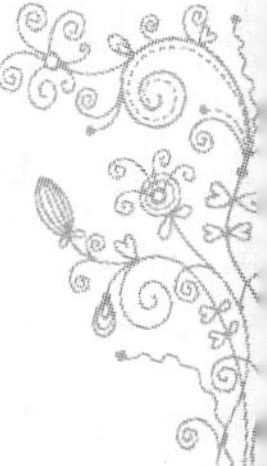

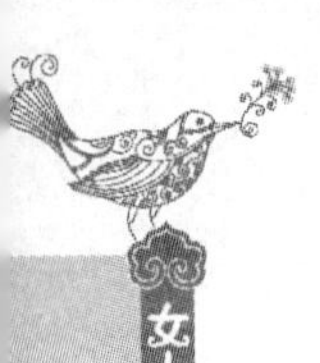

说明。从前有一位大娘，她两个儿子，一个卖油纸伞，一个染布，她雨天愁大儿子的布晒不干，晴天愁小儿子的伞卖不出去，长年锁眉唉声叹气，愁得寝食不安，人都瘦了，邻居得知后劝她说：你在晴天为大儿子能晒干布高兴，阴雨天为小儿子伞容易卖快乐，这样你不就终年快乐了吗？大娘听从邻居劝告，变得乐观、健康了。

(2)学会享受过程：有人虽奋斗过，乐观充实地生活过，但最后没达到理想的结果，你就这样想：我曾经快乐充实地生活过，这就够了。再说，自己的愿望也许过高，不切实际，自然难以达到，将目标、希望定低些，没有希望，就没有失望，没有失望带来的苦恼。

(3)活在当下：世界著名诗人普希金曾写过："不要懊悔过去，也不要幻想将来，要把握现在。"

(4)把握自己不逞强：在更年期，已是人到中年，身体本就逐渐衰老走下坡，产生许多不适，常感力不从心，那么，你就力所能及地尽力，不要为未来担心，忧心忡忡。日中则昃，月满则亏，一切要顺其自然，不可强求。

(5)遇到倒霉要释怀：遇事往好处想。比如，你的脚又肥又大，还有拇内翻，很多漂亮的女式鞋不适合你，你别因此苦恼，你就想，还有人没有脚，我比他们幸运多了。再如你虽出现了一些更年期不适，但还好，没有形成病。自己活着，定能平安度过更年期，迎来人生第二个春天。

(6)克服暴躁易怒、生闷气：能克服暴躁易怒、生闷气的毛病，自然就愉快了，怎么做呢？一学会超脱、大度，常想"宰相肚里能撑船"，我何不学宰相，要那么小肚鸡肠斤斤计较，有什么好处呢，自寻烦恼而已。二把幽默引进生活，让生活中充满情趣和笑声，你可以同有幽默感的人多接触，看相声、小品，从中取得乐趣，同时学习幽默。生气时用幽默的方式自讽、自嘲而达到自乐。三是找人谈心，倾吐你的不愉快，把烦恼讲出来，你心情就舒畅了。四是训练自己积极的心理接纳能力，即遇事先想出解决的办法，再去接纳它，这样就难不倒你，也就不致不愉快了。五是以达观的态度对待不如意的事。你想，在人生道路上，难免遇到荆棘、坎坷，遭逢困难、不幸、挫折，它们可以磨炼意志，厄运是幸运的奠基石。想开了，恼怒自会消散，你将乐观奋起。六是运用心理卫生技术制怒，转发怒为发愤，它们是：避免、转移、压抑（用理智驾驭情感，压抑不愉快的意念）、发泄、否认（否认自己不是豁达大度的乐观主义者）、让步、知足、替代（以工作、娱乐替代愤怒情绪）、解脱（找借口、理由给自己搭下台台阶，使自己恢复到平静的情绪）。总之，快乐养生，可读书寻乐，写作添乐，助人为乐，绘画作乐，歌舞求乐，影视享乐，天伦逗乐，交友增乐。

（二）安详，平静

此点已在前文做了介绍，作为良好心态之一，这里还要介绍，因为安详是豪厄尔说的"医生"之一。著名作家王蒙曾说："安详属于强者，骄躁流露幼稚；安详属于智者，气急败坏显得可笑；安详属于信心，大吵大闹暴露了没有多少底气。"这是对安详最好的诠释。

（三）宽容

宽容是黏合剂，它能让你拥有良好的人际关系。宽容的女人让人敬爱。宽容是良好心理的外在表现，是品德修养的结果，是家庭和谐、人际和谐的纽带。唐朝皇帝李世民教女宽容的故事很能说明此理。平阳公主认为自己嫁给不门当户对的薛万彻，旁人诽言，故从不与驸马出双入对。李世民见状，有意宴请驸马及大臣，席间，多次夸驸马长处，还特意与驸马比手劲，以自己心爱的佩刀做比赛彩头，有意将佩刀输给了女婿。这样，平阳公主在众臣面前挣足了面子，从此不再怨驸马无能，恩爱相处了。在人世间美好情操中，宽容是最能震撼人心的。许多优秀的老师，以宽容对待"坏"学生的无礼、吵课堂、迟到等行为，耐心教导，使学生变得十分优秀的事例很多。

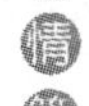

（四）淡定，坦然

坦然是指心里平静、开朗、安泰、舒坦、无顾虑，以这样的心态对待更年期的烦躁，定然能战胜。淡定处世，这种心态显示成熟、智慧、豁达。淡定地面对一切，是人生最好的“心灵鸡汤”，是怡然豁达的生活态度，是精神富足的人生状态。以淡定心境看世界，天天都是“春风桃花朵朵开”的美好，不会是“无边落木萧萧下”的萧条。马寅初曾任北京大学校长、全国人大代表，在逆境中他仍有他所写的“大江东流去，永远不回头；往事如烟云，奋力写新书”的淡定胸怀。百岁将军陈毅，也是十分赞赏淡定情怀的，他将“宠辱不惊，闲看庭前花开花落；去留无意，漫观天外云卷云舒”写成对联，挂在家中。不管外界如何变化，能淡定地真实地面对自己，就将拥有一种吐丝成茧、化蛹成蝶的美丽。

（五）自信

只要怀着自信，你就可以有极优秀的表现，就不难战胜更年期的种种不适，就可以彰显出成熟女人的魅力。有了强烈的自信心，你想成就的任何事，都会有希望。怎样培养自信心呢？以下别人成功的方法供参考。

（1）正确估计自己的能力：不要将自己看做超人，定出难以实现的计划。遇事在实施之前要考虑可行性（包括内因及外因），然后再去尽心尽力而为，这样成功概率就大，不致因碰壁失败而丧失信心，相反，越成功信心越足。

（2）把注意力放在自己的优越面：要有自知之明，找出自己的优点、长处，坚持做自己最擅长的事，从事驾轻就熟的工作，发挥所长，这样必然会有出色的成果，信心也倍增。

（3）自我欣赏、激励：对每一阶段工作，进行总结、回顾，既找出不足，也要肯定成绩，这不是“孤芳自赏”，因为你是实事求是的总结。看见自己努力的成果，你会信心百倍。

（4）与欣赏你的同事、朋友联络：有意识地接近你所羡慕的有才华的人，特别是无嫉妒心又懂得欣赏你的人，经常将自己的理想告诉他们，工作成果与他们分享。当你遇到困难或信心不足时，他们便鼓励、帮助你，使你有完成工作、战胜困难的决心与信心。

(5)在失败与挫折中努力奋起：没有常胜将军，面对挫折，不要灰心丧气，要积极寻找应变及解决问题的方法。比如更年期会使你烦躁、失眠、月经不调等，你想法去适应、去消除，不就又恢复惬意的生活了吗？这样你对你未来的美好人生就会充满自信。

(6)认定目标，坚持到底：认定正确的目标，就要坚持走下去。没有过不了的火焰山，再高的山，只要不畏艰险、脚踏实地，总有到达峰巅的时候。行程中，接受善意的批评、指导，及时纠正失误，对恶意抨击、妒忌的言行，置之不理，一笑了之，不让它们动摇你的信心。走你自己的路，你定能成功。

（六）知足常乐

不要有不切实际的奢望，人往往因不能满足就会失望。要面对现实，从实际出发，对人、对事、对自己的身体都不要苛求。更年期因雌激素减退，会带来或多或少的不适，比如可能月经周期稍紊乱，你就想：还有人大出血呢，我这不算什么，就不会苦恼了。民间有“知福谣”：“官大官小，没完没了；钱多钱少，够用就好；健康身体，无价之宝；知足常乐，憾事全了。”有这种心态，自然就快乐了。裘法祖院士说：“生活上要知足，工作上要知不足，学习上要不知足。”有这样的知足、知不足与不知足，你就能乐观向上。南宋诗人陆游的乐观养生诗：昨天风掀屋，今朝雨淋墙；虽知柴米贵，不废野歌长。生活上要求不高，要长期快乐唱歌。古人也深知知足常乐利健康。孔子说：发愤忘食，乐而亡忧。他的学生颜国说：一箪食，一瓢饮，在陋巷，人也不堪其忧，国也不改其乐。

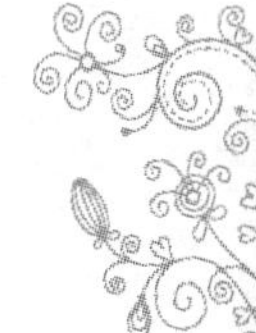

（七）从容

从容是舒缓、平和、泰然、大度、恬淡等心态的总和表现。在任何变故前不急、不慢、不燥、不乱、不慌、不忙、井然有序，处理事情不愠、不怒、不惊、不惧、不暴、不燥、不沮丧、不狂喜，有从容的心态，自然能坦然度过更年期。让我们能：滔滔江水，淡淡谈人生，成败荣辱，我心从容。

四、更年期常见心理障碍的调适

（一）心理调适应达到的境界

在学会解决具体问题之前，我们应懂得心理调适应达到的境界。

- 超越自我

在人生道路上，最大的前进的敌人是自己的弱点、惰性，比如浮躁、胆怯、缺乏自信、不果断、狭隘等，它们会给成功带来不利影响，因此要不断超越自我，战胜自我，不断拓展自己的新领域。

- 挑战自我

这是一个人前进的内在动力，是睿智的行动。只有敢于不断接受生命的挑战，才能使生命多姿，使自己成功，从而获得有益于人民的、辉煌灿烂的人生。

- 有自知之明，肯定自我

这是一种良好的心理状态。别人的歧视、误解，及更年期的不适，都不要动摇自信心，不要自卑，认为自己成为老弱无用之人了，要坚定自己一定会胜利、一定会成功的信念。

- 征服自我

人是在不断地征服自我的过程中成长、成熟的，要以自己的勇敢与智慧，战胜自身的弱点及生活中所遭遇的困难挫折。更年期一般已达“知天命”的五十岁，向“耳顺”及“从心所欲不逾矩”的年龄过渡，要敢于并善于接受挑战，征服自我而立于不败之地。

- 果断

果断是优秀的心理品质。它指一个人对某项行动，能正确判断出它的可行性，并迅速、准确地订出措施、办法、方法，果断地实施，不瞻前顾后，不畏首畏尾。当然，这得建立在丰富的知识与经验的基础上，不是蛮干。果断的基本要求是及时、勇于创新，并坚忍不拔、勇往直前，善于克服各种困难险阻，获取最后成功。

- 宽容豁达和乐观

著名文学家雨果说：“地球上最广阔的是海洋，比海洋更宽阔的是天空，比天空更广阔的是人的胸怀。”我们要“大肚能容天下难容之事，笑口常开，笑天下可笑之人。”要容人之短，宽以待人，不记个人恩怨，不嫉妒，多忍让。有这些宽容豁达的健康心理，就有了人际交往中化解矛盾的妙术，处于和谐快乐之中。

- 尊重别人

尊重是人际交往中的友好态度，也是人权和人性化的具体表现，是做人的基本准则。只有尊重别人，才能赢得别人的尊重。缺乏尊重意识，出言不善，常导致不良后果。

（二）如何正确对待更年期心理障碍

- 正确认识更年期

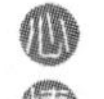

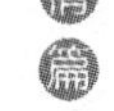

更年期是中年到老年的过渡期，生理不适只是雌激素减退引起的暂时现象，不是病，更不是过不去的坎，它是“生命中的第二个青春之门”，我们只要睿智与豁达地跨过这个门，就能真正进入“夕阳无限好”的六十岁人生第二个春天，进入七彩华龄。

- 树立“老有所为”的宏大理想

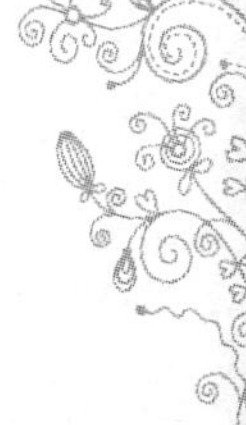

正如诗人流沙河所写的：理想使你微笑地观察着生活，理想使你倔强地反抗着命运；理想使你忘记鬓发早白，理想使你头白

依然天真。老骥岂堪空伏枥，壮志犹可展雄风。有了理想，并为之奋斗，就不会被小事困扰而产生种种心理障碍了。

● 注意作息，发展多种兴趣

安排好工作与生活，有劳有逸。不要老待在家看电视，要多参加文体活动，安排时间游览祖国大好河山及走亲访友，这样不仅充实了生活，也会使你冲淡生理不适的感受，增加愉快的心情。什么孩子离开家上大学的失落感，什么更年期的各种不适，你将感到不重要了，你会因能与丈夫重新享受二人世界的温馨、恩爱而高兴，会因没有孩子的“打扰”，干自己喜爱的业余事情(如写作、书画、养花等)而快乐。

● 学会自我调整情绪的方法

如宣泄、转移、暗示、宽容等，前面已介绍，让我们以作家冰心九十岁时送给儿子吴干的条幅互勉吧：海纳百川能容乃大，壁立千仞无欲则刚。

● 正确认识疾病与生理变化

生理变化不等于病，它不一定要药物治疗，可以通过主观努力消除或适应，比如更年期不适就属前者。当更年期变化严重，超过了生理范围，产生病理改变，形成“更年期综合征”才需找医生。还有，更年期的焦虑、烦躁等心理障碍是可以转化为健康心理的，心理疾病不是精神病(人们说的疯癫)，更年期“心悸”是交感神经兴奋，也不是“心脏病”。

(三)如何消除焦虑

更年期因生理上的不适，加上人到中年，是严峻的多事之秋的年龄，容易产生焦虑情绪。我们要克服、消除焦虑情绪，乐观地、镇定地、有序地解决存在的麻烦事。否则，发展成“焦虑症”(又指焦虑性神经病)，对健康影响就大了。如何防治呢？

● 相信焦虑情绪可以自己克服

消除疑虑，改变多疑、狭隘的不良性格，培养宽容、大度的良好心态，学习一些女性卫生常识及保健知识，以免因不懂而疑病、焦虑。

● 学会降低生活目标与要求

制订目标要切合实际，不好高骛远，凡事留有余地，处理问题不绝对化，事物发展有时机与规律，要学会等待，不操之过急。这样处理事物就不致感到不顺心，也就不会焦虑了。

● 采用各种心理调节方法

如认知疗法、行为疗法、放松、转移注意、自我安慰、运动、音乐疗法等。

● 排除可能诱发焦虑情绪的各种因素

焦虑多半由于各种内外环境不良刺激引起，一方面要承认现实，以既来之则安之的态度对待，另一方面要积极设法解决，告诉自己焦虑不能解决实际问题，反而伤身体。

● 丢掉四种生活焦虑

一是趋合焦虑。人做事要有始有终的“趋合心理”，但很多事不能一口气干完，往往产生趋合焦虑，这就要善于审时度势，分出轻重缓急，有序地一件一件处理好，这样自己也有信心，一股油然而生的力量代替了无用的焦虑。二是迟到焦虑。现在私家车多，经常堵车，不少人神色焦灼、唉声叹气，但也有聪明人，不急不躁，给部门领导或同事打电话，说明被堵在某处，估计迟到多少时间，并真诚道歉，请代为处理到达之前的事项，这样既主动，又不误工作，还能获得谅解。三是人际焦虑。良好的人际关系是人心所向，但你可能遇到古怪难缠的人，或蛮横不讲理的人、粗鲁不近人情的人，或遭人误解，难免焦虑，甚至愤世嫉俗。此种情况，你要冷处理，不要理会对方的态度，更不要生气，你就想：我生气是拿对方的错误惩罚自己。一方面拒绝无理要求，一方面态度和缓，婉转解释。“伸手不打笑脸人”，你的态度可能化解“战争”，还会焦虑吗？四是成就焦虑。人到中年，也是成熟的、收获的金秋年华，可能因种种挫败，或感到不如同龄人某个有成就而焦虑，你应宽慰自己：尺有所短，寸有所长，十个指头不可能一般齐，“大器晚成”，后来居上，空悲戚无用，坚持不懈前

行，定能成功。

（四）战胜抑郁症

抑郁症是指较长时间以情绪低落为基本特征的情感性心理疾病，往往和焦虑症状同时存在。产生原因主要有三方面：一是个人性格内向、多疑、不善交往，人际关系不良；二是有慢性病，比如关节病疼痛难忍加运动受限，或不良生理变化（比如更年期）；三是重大创伤，如丧偶、丧子女、重大自然灾害致家破人亡等。抑郁症的表现有焦虑、恐惧、孤僻、冷漠、不或少活动、觉生活没有乐趣、情绪低落、整天愁眉苦脸、生活懒散、常自卑、自责，约60％的人有疑病症，80％的人记忆衰退，98％的人睡眠障碍。

抑郁症的防治以心理治疗为主。首先自我心理调适，必要时求助心理医生。去除原因自然是必不可少的，对不可抗拒的原因，要想得开。美国学者认为，进入抑郁状态，按以下14点执行，可很快消失：遵守生活秩序；保持自身及环境的清洁、整齐；不放弃学习及工作；不强压怒气，对人对事要宽容；主动吸取新知识；树立挑战意识，坚信自己会成功；要求自己言行合乎情理；对待他人的态度不可一概冷漠，要因人而异；拓宽自己的情趣；不要与人攀比；记录日常生活美好的事物；不掩饰自己的失败；积极开辟新的生活园地；多与精力旺盛、乐观的人交往。若还不能完全克服，请遵医嘱定时定量服药，抑郁是完全可治愈的。

（五）偏执

偏执属于变态人格，表现为固执、敏感、多疑、心胸狭隘、好嫉妒、自我评价过高，以及遇到挫折常归责于别人或客观。产生原因与遗传、心理因素、不良社会影响有关。要纠正也不难。首先要认识到偏执影响自己的健康，同时影响人际关系与家庭和谐，造成恶性循环。第二要坚持自我修养，培养自己的灵活性、幽默感，宽宏大度对人，多看到人长处并虚心学习别人的优点。第三，随时暗示，提醒自己，经常纠正偏执，以“兼听则明”作为座右铭。

（六）烦躁易怒

烦躁易怒主要是雌激素水平下降，致自主神经功能紊乱引起，我们只要注意心理调适、控制情绪，是容易克服的。同时丈夫及子女也要体谅女性的这一特殊过渡期，保持家庭和谐、温馨，携手坦然度过。

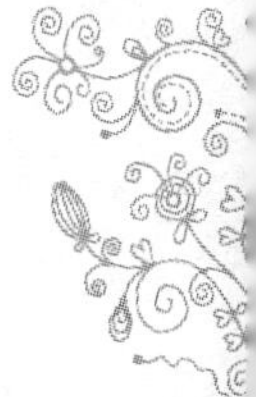

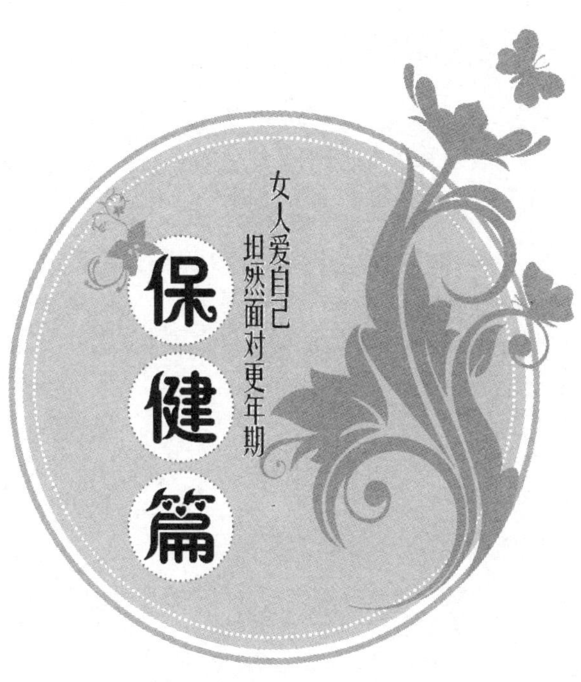
保健篇
女人爱自己
坦然面对更年期

保健，就是保持身体健康，它不是等疾病发生了再去治疗，而是通过养生的方法，预防疾病的发生，保持身心健康。养生的理论与方法很多，但必须科学，才能收到好的效果，平安度过人生的金色的秋天——更年期，健康地进入老年，无限风光活到百岁。养生包涵“养生之道”及“养生之术”两大方面，前者指：顺其自然，形神兼备，动静结合，审因施养四个原则。养生之术包括：神养（指精神、心理），气养（气旺血通才健康），形养（主要是锻炼身体），食养（合理的营养），药养（药物辅养），术养（针灸、按摩、推拿、磁吸及应用医疗器械等）。保健是获取健康好而省的方法。有统计表明，1 元的预防投入，可节省 8.5 元的治疗费，100 元的抢救费。

一、健康生活方式

什么是健康生活方式？国际上就如何维护健康问题在维多利亚开会研究，会后发表宣言提出了健康四大基石：合理膳食，适量运动，戒烟限酒，心理平衡。我国钟南山院士提出“早防早治”也是健康基石。我国医学界公认为健康四大基石及早防早治五点，是健康生活方式的内涵。

（一）合理膳食

1. 什么叫合理膳食

简单地说就是平衡、多样，适合人体新陈代谢，营养全面且比例合理。同时，三餐间隔 4～6 小时，早餐饱，中餐好，晚餐少。

（1）成人女性每日所需热能及各种营养素占热能的合理比例

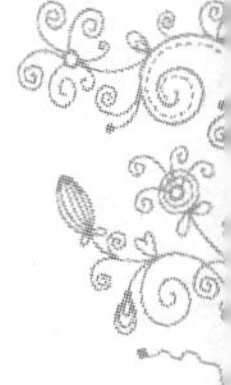

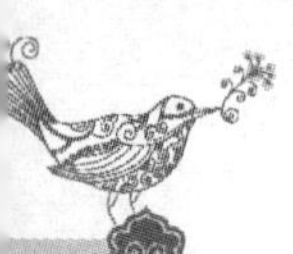

成人女性(体重60公斤)每日需热量

劳动强度	热能供给量(千卡)
极轻体力	2100
轻体力	2300
中等体力	2700
重体力	3000
妊娠(四月后)	加 200
乳母	加 800

热能来源比例

营养素	占总热能(%)	占膳食总重量(%)
碳水化合物	55～65	32
蛋白质	12～15	13
蔬菜水果	11～13	44
脂类	17～25	11

(2)我国自古提倡合理膳食:《黄帝内经》指出:“五谷为养,五果为助,五畜为益,五菜为充。气味合而服之,以补精益气。”五谷指的是米、麦、豆、薯等,粮食能够补养“五脏之真气”,故“得谷者昌”,说谷类是营养的主要成分。中医文献也指出:“五谷宜为养,尖豆则不良;五畜适为益,过则害非浅;五菜常为充,新鲜绿黄红;五果当为助,力求少而数;气味合则服,尤当忌偏独;饮食贵有节,切切勿使过。”特别指出了五畜要“适”,过则“害非浅”,与现代营养学观点认为营养过剩导致居死亡前位的心脑血管病、糖尿病,非常符合,也说明了古人观点的科学性。

(3)食物清洗及烹饪的科学:要保证膳食营养合理,还要注意加工过程的科学。加工首先要清洗,例如米类,经过淘洗,一般约损失维生素 B_1 40%～60%,维生素 B_2 23%～25%,蛋白质15%～7%,脂肪 43%,碳水化合物 2%,矿物质高达 70%,所以淘米1～2次即可，不要浸泡及搓洗。民间煮饭有“吃捞米饭”习惯，即弃掉米汤，这样可损失掉67％的维生素B_1，50％的维生素B_2，同时蛋白质及矿物质也大量损失。麦食加碱及油炸、高温烘烤，不但破坏全部维生素，还产生致癌物及致血管硬化的反式脂肪酸。蔬菜要先清洗、浸泡，下锅前切，才可少损失维生素及矿物质，并要大火快炒，或用鸡汤、肉汤焯制保持营养多，又可少用油，减少对血管的损害。维生素C经加热、浸泡、切碎、加碱都会大量损失，在60～80℃最易氧化，所以黄瓜、西红柿、白萝卜、柿椒等含维生素C多食物宜凉拌吃，若要多食胡萝卜素及番茄红素，则要加热。炖肉汤、禽汤必须用冷水，才能使可溶性维生素E、D、A充分溶解于汤内。

(4)一日三餐热量应与工作强度相匹配：热量分配占全日量合理的应是：早餐30％～35％，午餐40％，晚餐25％～30％。《陆地仙经》中曾有诗：“早饭淡而早，午饭厚而饱，晚饭须要少，若能常如此，无病直到老。”晚餐后一般是休息及睡眠，消耗热量少，若多热量，则易使体重增加，诱发血管硬化、心脑血管病及糖尿病等。

(5)洪昭光教授便于记忆与操作的合理科学膳食：两句话——“一二三四五，红黄绿白黑。”其中“一”指一天一袋牛奶，“二”指250克谷类，“三”指三两(150克)蛋白质，“四”指四句话，即“精细搭配，不甜不咸(每天6克以下)，三四五顿，七八分饱。”“五”是指每日500克蔬菜和水果，相当于8两蔬菜，2两水果。“红”是一天一个西红柿，50～100毫升红葡萄酒，少量红辣椒。“黄”是指吃含维生素A多的红黄色蔬菜，如胡萝卜、红薯、玉米、南瓜、红辣椒等及西瓜、橘、柑、橙。“绿”指绿茶，其中含儿茶素、茶多酚、维生素C、E等抗氧化、抗衰老的物质，可减少癌发生，减少动脉硬化。“白”是指每天吃一两燕麦片或粉，有降血脂、减肥功效，吃一个月，只相当一片降脂药的价格，价廉物美。“黑”指黑木耳，它可稀释血液，降血黏度，减少血栓形成，从而减少心脑血管病发生。

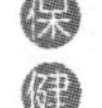

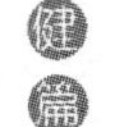

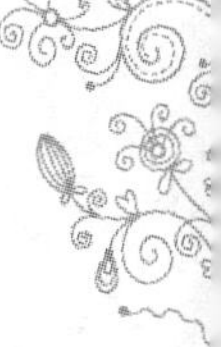

2. 卫生部中国营养学会指导居民合理膳食

(1)《中国居民膳食指南(2007)》:卫生部中国营养学会于2008年元月公布了2007年版的新的中国居民膳食指南详细说明,那是适合我国国情与人体健康的,新的平衡食塔就是指导我们合理膳食的。宝塔第一层谷类粗细搭配,每天250～400克,占摄入总热量的55%～65%,每天饮水1200毫升以上;第二层蔬菜每天300～500克,水果每天200～400克;第三层禽、畜肉类50～75克,鱼虾50～100克,蛋25～50克;第四层奶类300克,大豆及坚果30～50克;第五层每天脂肪25～30克,盐6克以下。宝塔所指是总原则,每人可根据自己的活动情况、疾病等适当调整,比如糖尿病患者就要减少碳水化合物,增加蛋白质,动脉粥样硬化、血脂高、血黏度高的人,脂肪宜进食更少,且应食用含单不饱和脂多的油类,它在橄榄油中含93%,菜油中含54%,菜籽油、花生油、豆油中含量也较多。

(2)中国老人膳食指南更适合更年期女性:卫生部中国营养学会在《中国居民膳食指南(新)》基础上,又补充了四条,作为老人膳食指南,将主要点介绍如下:①主食要粗细搭配,松软易于消化吸收,要求每天吃100克粗粮,以利控制体重、防便秘(纤维多促进肠蠕动)、调血糖,减少肠道对胆固醇的吸收,抗氧化,减少心脑血管病发生。②膳食中应选用优质蛋白;油类以含单不饱和脂肪多的植物油为宜,且占总热量比例适当减少,占20%以下;老人糖耐量能力低,不宜吃甜食、蔗糖、葡萄糖;注意补钙、锌、硒、铬等微量元素,以防治骨质疏松,提高免疫功能,调血脂及血糖;注意补充各种维生素,如维生素A减少上皮角化、皮肤干燥,β-胡萝卜素清除过氧化物抗衰老,预防乳癌、肺癌,延迟白内障发生;维生素E、C抗氧化,减少或清除老年斑及降胆固醇,对酸及B族维生素防血管硬化。③重视预防营养不良及贫血。老人因牙病及消化吸收功能差,常致营养不良及贫血。2002年有调查表明,60岁以上低于标准体重发生率为17.6%,贫血患病率为25.6%,因而除注意保膳营养外,应适当补充营养补充剂，选择适合自己的保健食品。④多做户外活动、适量的运动，维持不胖不瘦的健康体重。

3.食用油的选择艺术

(1)每天食用油的适当量：每日炒菜用的油应控制在25克左右，加上肉、奶、谷类等膳食中所含脂肪，每日总摄入量在25～50克之间已足够了。进食过多，新陈代谢用不完，沉积在皮下、脏器、血管内，将危害健康。

(2)什么油对健康最有益：食用油是否有益于健康，一看饱和度，含饱和脂肪酸越多，对健康越不利，畜类动物油及植物油中的椰子油含饱和脂肪酸多。二看所含人体必需脂肪酸的种类及比例。所谓必需脂肪酸是指人体不能合成、必须靠食物来供给的脂肪酸，它们包括Ω-3、Ω-6、Ω-9。Ω-3及Ω-9叫油酸，Ω-6叫亚油酸，Ω-9是单不饱和脂肪酸，任何一种食用油都含有饱和脂肪酸、多不饱和脂肪酸、单不饱和脂肪酸三种成分。世界卫生组织(WHO)认为Ω-6∶Ω-3＝6∶1为好，饱和脂肪酸最好低于10%。中国营养学会要求Ω-6∶Ω-3＝4～6∶1为宜，因为Ω-6虽是不饱和脂肪酸，但它是多不饱和脂肪酸，若人体摄入过量，会导致体重增加，血压升高，血脂、血黏度增加，而Ω-3在亚麻子油及紫苏油中含量高，它与Ω-6在人体内必须以上述比例处于平衡状态，才有益于人体健康。Ω-3又可等作w-3、n-3，是多元不饱和脂，它含有EPA(二十碳五烯酸)及DHA(二十二碳六烯酸)、DPA(二十二碳五烯酸)，具有抗炎、抗癌、调血脂(升高“好”脂蛋白，降低“坏”脂蛋白)、抗血栓形成、抗动脉粥样硬化等功能，可防治心脑血管病、糖尿病等三十余种疾病。Ω-9即油酸是单不饱和脂，它不仅降有害血脂，还不会在人体内沉积，医学上称为“不聚脂性”，可辅助治疗肥胖。食用油脂肪酸组成见下表。

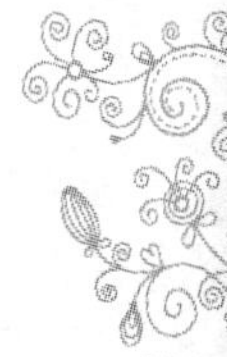

食用油脂肪酸组成(%)

	菜籽油	菜籽油	葵花籽油	玉米油	大豆油	花生油	芝麻油	猪油	棕榈油	橄榄油
饱和脂肪酸	7	11	12	13	15	19	12	43	51	15
油酸	61	74	16	29	23	48	39	47	39	75
亚油酸	21	10	71	57	54	33	45	9	10	9
亚麻酸(Ω-3)	11	0	少	1	8	少	0	1	少	1

由上表可知,橄榄油含油酸最多,还有未列入表的深海鱼油也含大量不饱和脂肪酸,但二者价格高。食用油选调和油或菜油、茶油都较好。

(3)高温油不利健康:民间炒菜习惯将油烧得冒烟再倒入菜,这不利健康。据研究,炒菜油烟量是一根香烟的一千倍,做一次饭所吸入油烟相当于吸两包香烟,使患肺癌风险增加2~3倍;当油温烧至150℃时,会产生丙烯醛刺激眼、鼻、喉黏膜,烧到“吐火”时产生丙烯醛及凝聚体,可损伤细胞染色体而致癌;煎鱼等煎炸烹调,油温高达200℃时,可产生苯并芘等十多种致癌物,同时鱼肉热解可生成杂环胺等致癌化合物,如此厨房油烟中可有74种化学物质引起人体细胞突变,导致癌症或不育;更有甚者,温度高达200℃,油可被氧化,产生“反式脂肪酸”,导致血栓、动脉粥样硬化形成。反式脂肪酸比动物脂肪更易沉积在血管壁,它导致心脑血管病的发病几率是动物脂肪的3~5倍,还可增加患糖尿病及哮喘等过敏性疾病的风险,能通过胎盘及母乳转运给胎儿及新生儿,影响胎儿及吸乳儿神经系统、生殖系统、视网膜及身体的正常发育。所以烹饪菜,以蒸、炖、煮为好,尽量少煎、炸。国际一致认为:反式脂肪酸的摄入,应控制在每天2克以下,即相当吃一个“蛋黄派”或喝半杯奶茶、少量咖啡伴侣的量,否则对健康危害很大。洋快餐含反式脂肪酸高,是危害健康的垃圾食品。

4. 怎样选择蛋白质食品

（1）更年期妇女宜多食黄豆及其制品：俗话说“可一日无肉，不可一日无豆”。大豆中蛋白质含量达40%，是玉米中蛋白质含量的5倍，被誉为“田园里的肉”和“优质蛋白的仓库”。古人也认为“五谷宜为养，失豆则不良”。大豆中含较高的赖氨酸及色氨酸，补充了大米中的缺乏，大豆蛋白可降低其中胆固醇及低密度脂蛋白而有利于心脑健康；大豆中富含一种植物雌激素异黄酮，其化学结构类似己烯雌酚，正好补充更年期雌激素水平的降低，改善更年期各种不适，还可降低乳癌、结肠癌及前列腺癌的发生风险。

（2）动物蛋白选什么：经研究普遍认为，对动物蛋白，四条腿的不如两条腿的，两条腿的不如一条腿的，一条腿的不如没有腿的。四条腿的指猪、牛、羊等畜类的肉，又称“红肉类”，它们含胆固醇高，易致血管硬化。两条腿的指鸡、鸭、鹅等禽类，肉色较浅呈淡红。没有腿的指鱼类。鱼、禽肉统称为“白肉类”，它们肉质细腻，易消化吸收，含胆固醇少，尤其鱼肉，含脂肪少，蛋白丰富，还可防治动脉粥样硬化和心脑血管病。营养学家认为，若每周食用280克鱼肉，可减少心血管病和乳癌、恶性偏头痛的发生。一条腿的亦指蘑菇等菌类食品，它们是植物蛋白含量丰富的食物，且富含多种微量元素及维生素，含热量低，其中蛋白质人体吸收率达88%，必需氨基酸占氨基酸总量的38.8%，还含有干扰素诱生剂和多糖，不仅营养丰富，还能提高人体免疫力，被誉为“抗癌保健珍品”。

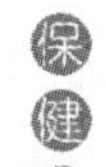

5. 食品添加剂——癌之桥

目前我国共有食品添加剂1500种，含添加剂的食品达万种以上，它们对人体健康有不同程度影响。

（1）食品外观保鲜剂——亚硫酸盐：此类物质被用来保鲜蔬菜、海产品、罐头和盒装食品，可阻断食物软化及变色。但有资料表明，亚硫酸盐对人体有害，可使皮肤发红、瘙痒、胃痛、恶心

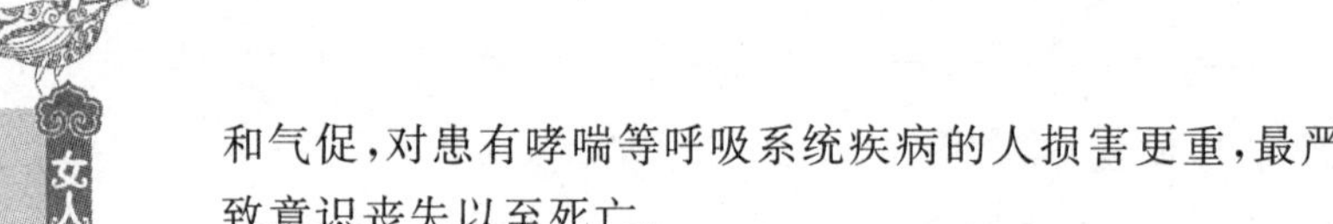

和气促，对患有哮喘等呼吸系统疾病的人损害更重，最严重的可致意识丧失以至死亡。

(2)食用香料：目前我国允许使用的香料约有534种，分天然及人工合成两大类。天然香料中含有黄樟素，可引起肝脏病变。人造香料大都来自石油化工产品和煤焦油等原料，其中有的有毒。国家标准将香精单体分为允许使用、暂时允许使用、禁止使用三种。若有不法厂商采用了禁止使用的香料，食者将受害。

(3)肉制品发色剂——亚硝酸盐：腌肉、卤制品、火腿、香肠、热狗等，都添加亚硝酸盐，它使肉呈现鲜美红色，但它同胺类化合物反应，生成亚硝胺，具有很强的致癌性。添加了亚硝酸盐的肉中的某些氨基酸，能在高温或酸性环境中（如胃中）与亚硝酸盐反应，生成致癌物。

(4)色素：添加剂食品的色素有天然色素与人工合成色素两大类。天然色素不仅着色，有的还有抗氧化作用（如高粱红）及营养效果（如辣椒红含β-胡萝卜素）。人工色素总计有60多种，可引起儿童多动症、多种过敏性疾病、神经性头痛和行为紊乱。我国食品卫生标准对人工色素的使用规定十分严格，婴幼儿的代乳食品不得添加任何人工合成色素。所以买儿童食品要避免花花绿绿的色彩，防止受害影响神经介质使神经传导障碍，影响儿童智力发育。

(5)非蔗糖甜味剂：更年期女性人到中年，常避免吃产热高的蔗糖及葡萄糖等，而选取替代品，应用较多的有糖精及木糖醇。糖精固然不产生热量，但它是糖精钠，吃多了钠会升血压，它还含有重金属砷、邻甲苯磺酰胺等杂质，损害人体健康。有报告国内一49岁男子，三天内摄入1.5克糖精，两周后出现严重皮下、口腔出血、便血，血压下降到70/40mmHg，血小板减少到1.4万（正常10万以上）。也有因多食糖精（约1克）发生急性中毒，致心衰、肺水肿、不能排尿的报道。WHO规定每人每天食用糖精不得超过5毫克/公斤体重。多食糖精还可增加患膀胱癌的风险。木糖醇作为甜味添加剂的食品及口香糖，市场上很多，许多糖尿病患者及怕长胖的妇女都乐于选用，它虽然不升高血糖，但木糖醇是生理情况下体内代谢的中间产物。体内产生的及外源进入的木糖醇，均由肝脏、肾脏代谢，在代谢过程中会产生尿酸及草酸，引起高尿酸血症及高草酸血症。过多的尿酸盐及草酸盐结晶会沉积在肾脏，导致痛风性关节炎、尿路结石，最终肾功能损害。据统计，糖尿患者合并高尿酸症者高达 30%，不少 2 型糖尿患者有高胰岛素血症，此种情况尿酸排泄减少，且糖尿患者往往有不同程度肾功能受损，甚至合并糖尿病肾病，使肾脏微血管病变，进而肾小球滤过率下降，导致尿酸排泄减少，进一步加重肾功能损害；还有，中老年人是高血压、冠心病、高尿酸血症、动脉粥样硬化的高发年龄，若进食木糖醇多，使尿酸、草酸的血浓度更高，势必加重肾损害，故不可多食。

6. 有益健康的食品

(1)抗癌蔬菜排行榜：一预防研究机构根据对癌症抑制效果的强弱，将抗癌蔬菜由最高抑制效应到最低抑制效应依次排列如下：熟红薯(98.7%)、生红薯(94.4%)、芦笋(93.7%)、花椰菜(92.8%)、卷心菜(91.4%)、芹菜(83.7%)、茄子(74%)、甜椒(55.5%)、胡萝卜(46.7%)、金针菜(37.6%)、荠菜(36.4%)、苤菜(34.7%)、雪里红(29.8%)、番茄(23.8%)、大葱(16.3%)、大蒜(15.9%)、黄瓜(14.3%)、大白菜(7.4%)。

(2)都市女性的十种最佳食品：时代杂志评选出十种最佳营养食品，让都市女性吃出美丽，吃出健康，它们是：第一名番茄，富含维生素 C、抗氧化剂及抗癌物；第二名菠菜，含丰富铁质及 B 族维生素，不仅是补血、减肥圣品，还可预防血管疾病及夜盲症；第三名花生、杏仁等坚果，预防心脏病，但因含油脂多，要适量食用；第四名花椰菜，可预防乳癌、胃癌及直肠癌；第五名燕麦，富纤维，可减肥、通便、降血压及血脂；第六名鲑鱼，健脑，防老年痴呆症；第七名蓝莓，富含抗氧化剂，防衰老、心脏病及癌症；第八名大蒜，清血，降胆固醇，防治心脑血管病；第九名绿茶，含儿茶

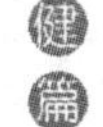

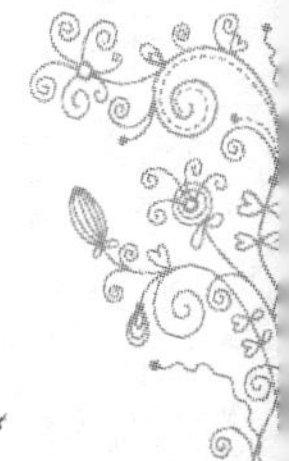

素、茶多酚，可降低患胃癌、肝癌、食道癌、心脏病的发病概率；第十名红葡萄酒，其中原花青素抗氧化能力是维生素 E50 倍，可抗衰老，清除血管腔内及血管内膜下的血栓，有效预防心脑血管病。法国人患心脑血管病低于欧美德等具相似饮食习惯的人，原因与喜大量饮红葡萄酒有关。

(3)健美需补充的十大抗氧化物质：①抗衰老、抗氧化三剑客——维生素 E(抗动脉粥样硬化)、维生素 C(提高体内谷胱甘肽)、β-胡萝卜素(填补其他抗氧化剂空白)；②B 族维生素，防止高同型半胱氨酸血症，减少冠心病、脑卒中、癌症、老年痴呆、高血压的发病概率，改善心、脑衰老；③含铬的食物，如酵母，促进糖代谢，促进生命活力，每日 50 微克即可；④含锌丰富的食物，如海产品，可恢复胸腺功能，每日 15～30 毫克，可让免疫系统重焕青春活力；⑤含钙、镁的食物，保护骨骼、牙、心脏、血管，让机体保持韧性；⑥富含谷胱甘肽的食品，如面包、酵母、小麦、肝脏，可对抗毒物入侵，降低至少 30 种致癌物活性，有“抗氧化之王”的美誉，还可刺激人体肝脏合成更多谷胱甘肽；⑦辅酶 Q10，肉类、西兰花、菠菜、坚果、豆制品、全麦面粉及糙米是辅酶 Q10 的主要食物来源，它是优良的抗氧化剂、自由基清除剂，可维持心脏及机体的正常功能，服用他汀类降脂药可使血中 Q10 浓度减少 40%，而影响心脏功能，故食用辅酶 Q10 多的食物可对抗他汀类这一副作用；⑧银杏叶提取物，如银杏黄酮、帖类、脂类、原花青素等，是血管清道夫，可软化血管，溶解血栓，抗衰老明显，但要注意，这些有效成分不溶于水，银杏叶泡水喝反而有害；⑨含双氧化物歧化酶(SOD)高的食物，如山楂、木耳、蒜，可抗衰老；⑩餐桌上的廉价抗衰老食品，如大蒜、果蔬、大豆、鱼、洋葱等，还有茶，常喝有益健康。

(4)请记住有“特殊保健”功效的营养物：①美发护发的胱氨酸：羊肉、鸡、鱼、奶、豆芽中富含胱氨酸，其中的硫元素及维生素使头发亮泽，让您有一头美丽的秀发。②增强抵抗力的精氨酸：这是指植物多糖，如枸杞、香菇、黑木耳、海带等食品中所含多糖，能双向调节人体生理节律，增加免疫力，抗癌，枸杞还有降血糖、血脂及抗疲劳功效。③保护肠道的短链脂肪酸：如乙酸（醋）、丙酸、丁酸，不仅产生能量，还可保护肠道黏膜，增强胃肠蠕动机能，从而促进消化，防便秘。丁酸还可预防溃疡性结肠炎，丙酸能促进钙的吸收，这些短链脂肪酸您可从粗粮、蔬菜中获得。④能降血、减肥的“抗性淀粉”：在健康人小肠中不能吸收的淀粉及其降解产物叫“抗性淀粉”，它可调节血糖，降胆固醇，促进肠道毒素分解与排出，增加饱腹感。在香蕉、土豆、通心粉、青豆、玉米、面粉中都富含“抗性淀粉”。⑤呵护心脏的类黄酮：类黄酮是一类植物色素的总称，为三元环化合物，它可保护心脏，抗氧化，防止氧与低密度脂蛋白黏合，从而不能附着血管壁，防止血栓形成；它还能降低血小板的黏性，抑制血小板聚集，据研究报道，可使冠心病减少一半。在茶、银杏叶、苹果、洋葱及葡萄中都富含类黄酮。⑥抗癌“能手”番茄红素：在熟番茄、西瓜、红葡萄、甜杏、红柿、虾、螃蟹、水生贝壳类均含有。⑦降脂、防癌的白藜芦醇：它是植物抗毒素、抗氧化剂，可抗菌、抗癌、抗血栓、抗高血脂、抗脂质过氧化。在葡萄、红葡萄酒、花生、银杏叶中富有。⑧能清除自由基抗衰老的过氧化物歧化酶：它是强抗氧化剂，有人体“清道夫”美誉，富含于刺梨、山楂、大枣、香蕉、豆角、紫茄子、韭菜、青椒、香菇等果蔬中。⑨生命的火花、味觉的保护神锌：在牡蛎、牛排、禽肝、奶酪及海产品中富含锌。⑩补血及抵御疲劳的铁：人体缺铁，则血红蛋白生成减少，致贫血及大脑缺氧，因而易疲乏。在动物肝、菠菜、芹菜等绿芭蔬菜中含量丰富。⑪使大脑充满活力的维生素 C：此物能抗氧化，促进人体及脑细胞的新陈代谢，人体中约有 1.5 克的维生素需定时更新，以保持脑的活力。水果、蔬菜富含维生素 C。⑫增强记忆的维生素 B_6：它主要存在于动物肝、麦芽、蛋黄、核桃、菠菜、鲑鱼中，可增强记忆，若配合维生素 B_{12}，可确保生成神经递质，效果更好。因 B_6 由叶酸组成，多摄入叶酸，不仅增加体内维生素 B_6，还增加同型半胱氨酸，减少冠心病发病概率。

7. 让女人面如桃花的食物

(1)银耳红枣:银耳有"穷人的燕窝"之称,它口感与功效和燕窝相似,但价廉,且没有燕窝的燥性,为凉补润燥的佳品,加桂圆、红枣、枸杞熬汤服用,可丰胸、体态轻盈、苗条、面色白里透红。银耳久置可产生致癌物亚硝胺,应吃新鲜的。红枣富含维生素C,有抗氧化、防衰老的功效,还可健脾,防止出虚汗。

(2)黑糯米补血粥:以黑糯米加七八个桂圆(不可多,多了难消化)、适量红枣、山药,熬成粥,可补血、健脾、和胃。

(3)红枣当归排骨汤:将排骨与四片当归同时入水,大火烧开,小火炖至酥烂,再加入适量(随各人口味)红枣、枸杞,调味即可。此汤有滋阴润燥、养颜护肤的作用,对皮肤干燥、粗糙、瘙痒有效。

(4)补血养颜燕麦粥:将洗净燕麦先煮开,再倒入泡洗净的龙眼干、核桃、红枣,熬成粥,可养颜补血,还有降胆固醇的功能。

(5)双红补血汤:将一斤红薯、十克红枣一起下锅,共煮成粥,可补血、抗癌。也可用南瓜代替红枣。

(6)黄豆雪梨猪脚汤:用雪梨一个、大豆一两、猪脚半只、姜3片,原料切成小块,梨去核,共加水煮开后改小火炖,后调味即可。雪梨可润肺止咳、清心美肤,大豆、猪脚含有胶原蛋白,对光滑皮肤、缓解声音沙哑、口干有明显效果。

(二)适量运动

1. 运动对人体的健康保健作用

运动和阳光、空气、水是生命的四大要素,是健康的源泉。医学之父西波克拉底在二千四百多年前说:"阳光,空气,水和运动,生命和健康的源泉。"古希腊——奥林匹克运动的故乡,在岩石上刻有:你想变得健康吗,你就跑步吧;你想变得聪明吗,你就跑步吧;你想变得美丽吗,你就跑步吧。这就是鼓励人们运动,包括跑步在内的运动,可使人健康、聪明,有健美的线条。

(1)从生理上说：经常运动能增加骨质密度，预防骨质疏松，增加骨骼肌的力量；运动时肌肉收缩，使心肺功能得到锻炼，从而降低20%～35%心脏病死亡风险，减少30% 2型糖尿病致残率，预防和延缓高血压的发生与发展；运动能舒展身心，有助安眠及消除工作与学习带来的压力。

(2)运动是更年期无任何不良反应的“特效药”：运动可促进机体分泌更多的雌激素，并促使组织更好地吸收利用它，从而改善更年期雌激素下降带来的一系列不适；运动可使更年期女性的雌二醇、孕酮含量显著升高，从而调节脂代谢，减少动脉硬化及其导致的心脑血管病，并且能预防性激素下降导致的骨质疏松。运动使乳腺癌患病率减少20%，还可减少更年期多发的腰酸背痛及紧张性头痛。运动可减少或预防更年期潮红、焦躁不安、情绪低落、失眠及因性激素减退导致的泌尿生殖器官的症状。

(3)运动能强化生理机能，增强活力：运动可促进血液循环，增加人体细胞氧及营养物的供应，从而增强心、脑、肺及消化等各器官的功能，强化肌力和耐力，改善新陈代谢，提高基础代谢率。长期每天快走30分钟，比不活动者死亡率低56%，使生命时钟拨回20年。且可诱导机体抗氧化能力增强，抗氧化酶活性增加。

(4)运动能改善心理，保持乐观：运动有助于消除更年期“老之将至”的灰色心理，改善情绪不稳、思想不集中等现象。

(5)运动可减少患慢性病的风险：据研究，每天健走一万步，可使心脏病减少30%，糖尿病减少50%，还可减少骨质疏松、老年痴呆、脂肪肝、肥胖、高血压、便秘、失眠的发生概率。

2. 更年期锻炼的原则

(1)持之以恒：坚持每天锻炼至少30分钟。

(2)循序渐进：由小量活动逐渐增大，应以不产生疲劳为度。

(3)动静适度：无论何种运动，必须使全身各部位肌肉、骨关节都得到锻炼但又不过度，以轻、柔、稳为原则。

(4)进行有氧运动：有氧运动是指非竞赛性或突击性的紧张

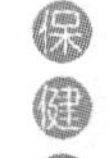

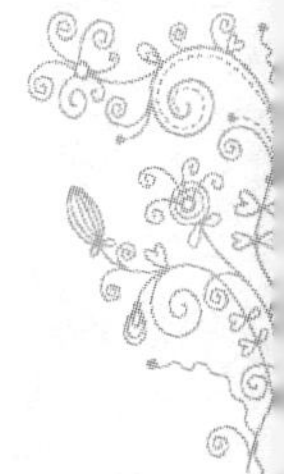

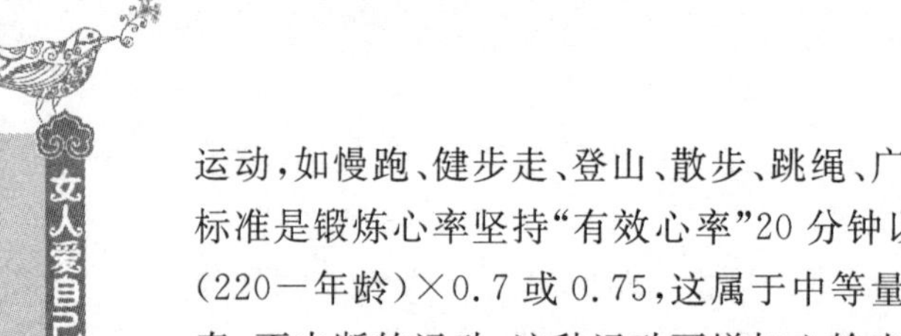

运动，如慢跑、健步走、登山、散步、跳绳、广播操、太极拳等，衡量标准是锻炼心率坚持"有效心率"20分钟以上，有效心率范围＝(220－年龄)×0.7或0.75，这属于中等量运动，即强度低、有节奏、不中断的运动，这种运动可增加心输出量3～4倍以上，还增加肺活量，使吸入的氧比平时多10倍以上。

(5)适度的原则：适度以活动后心率＝170－年龄为宜，或者运动中出微汗，运动疲劳在第二天就可消除。

(6)锻炼的时间：每天傍晚时分锻炼最为安全有益。因为人的生物钟是有规律的。清晨体温高，肾上腺素比晚上高4倍，故血压高，晨练易发生心脑血管事件。清晨体内去甲肾上腺素浓度增大，易引起冠状动脉收缩甚至痉挛，若此时锻炼，使心肌耗氧增加，易致冠脉病变而猝死。还有上午6～9时，人体血小板聚集率高，容易形成血栓。而黄昏时，人体感觉最为灵敏，协调能力最强，体力发挥与身体适应能力最强，专家指出，在傍晚锻炼身体最为有益。

3.运动前后注意事项

运动前要作准备活动，活动肢体，使身体发热，以防止突然较剧烈活动造成心慌、气促、晕倒等现象。运动后要作整理活动，使身体逐渐恢复到正常状态，以利于全身脏器的调整，也可预防对身体不利的因素发生。在锻炼中，若感体力不支或有心悸、头昏、眼黑等不适，应减量或停止，必要时立即就医，不可勉强锻炼。

4.更年期跳舞是好处颇多的运动

跳舞集运动与娱乐于一身，有益于身心，即使精神愉快、增加食欲、恢复体力、有助睡眠，又可使体型健美，神经、心血管、消化、泌尿生殖系统都得到充分的锻炼。更年期不宜跳过于剧烈的舞，跳舞时不穿硬底鞋，不到人多拥挤的地方跳，饱腹及酒后不要跳，病情不稳尤其频发心绞痛或心律失常时别跳。

5. 最适合中老年的运动

中老年运动要强度不大，简单易行，安全方便。现推荐以下运动给更年期女性。

（1）跪膝法：在地板上垫一软垫，每天跪着用膝行走 20 分钟。其作用是补肝，促进血液循环，将气血引到膝盖及腱上，慢慢减去肥胖者腿上的赘肉。中医认为膝是“筋之府”，即膝是筋的房子，肝主筋，所以跪膝能大补人体的“化工厂”——肝脏。

（2）揉腹：方法是先用右手全掌在腹脘部顺时针揉摩 100 次，后以神阙穴（即肚脐眼）为中心，用右手全掌顺时针揉摩 100 次，然后用左手全掌以绕神阙穴反时针方向揉摩 100 次。揉摩用力适度，自然呼吸，在没有腹内急性炎症及癌症时方可进行。其功能是通和上下，外除诸邪，内安五脏，从而使阴阳气血达到动态平衡，以祛病延年。笔者认为，揉腹是疏通经络、调和气血、促进消化、通便等具多种功能的运动，因为在腹部有许多经脉及穴位，比如任脉上就有神阙穴（肚脐），及脐上一寸、二寸、三寸、四寸、五寸、六寸、七寸依次有水分、下脘、建里、中脘、上脘、巨阙、鸠尾七个穴位，脐下一寸、一寸半、二寸、三寸、四寸依次有阴交、气海、石门、关元、中极五个穴位。在任脉（正中线）旁开半寸有足少阴肾经上的诸穴，如关元穴旁半寸的气穴。任脉旁开二寸有足阳明胃经上的许多穴位，如脐旁二寸的天枢穴，对急慢性肠炎、胆囊炎、肝炎、痛经、子宫内膜炎、功能性子宫出血都有疗效。治腹痛特效。在任脉旁开四寸有足太阴脾经上的诸穴，如脐旁 4 寸的大横穴，对腹泻、腹痛、便秘、阑尾炎都有良好治疗效果。在任脉旁开六寸，有足太阴脾经，其上周荣穴，可宽胸理气、宣肺化痰。肚脐下方的丹田，是调控经络气血运行的中心部位，比如关元、气海就是保健操要穴，常揉摩可升清降浊，气化正常。

（3）擦胸：方法是先将右手掌按在右乳上方，手指斜向下，适度用力推擦至左下腹；然后再用左手掌从左乳上方斜推擦至右下腹，如此左右交叉进行，一上一下为一次，共推擦 30～50 次为宜。其作用是使胸骨后“休眠”的胸腺细胞处于活跃状态，增加

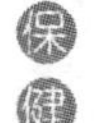

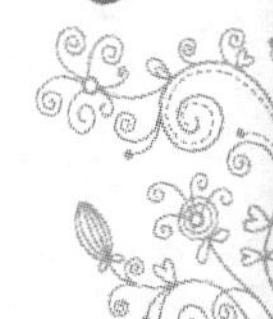

胸腺素的分泌，以提高免疫力，增加抗病能力，延缓衰老。

（4）臂跑：是以运动手臂的方法来代替跑步，有四个基本动作。①模拟蹬车：仰卧，手臂向上伸直，用手模拟脚蹬车的动作，每次1～2分钟。②模拟展翅：站立，两臂侧平举，慢慢扇动手臂，进行鸟拍翅膀的动作，每次1～2分钟。③模拟打沙包：想象面前有一个沙包，用拳头轮流击打，每次1～2分钟。④抛球：将球抛向空中，然后接住，或将球掷到地上、墙上，弹回接住。若无球，可做模拟动作。每臂做10次后交替。臂跑有不用场地、无受伤风险的优点，可加速体内脂肪、糖、蛋白质的分解，提高心肺功能，减少外周血液循环阻力，从而减轻心脏负担，有效地预防心血管病，延长各脏器工作寿命。

（5）旱地划船操：就是在平地上模拟划船的动作。身体先挺直，双脚开立，由髋处上体前倾、直腰、挺胸、抬头向前看，双手前举如抓住双桨，然后双手从前位向后划动，后背肌肉收缩，连续做50次。每日坚持。这对颈椎、胸椎、背部肌肉是综合锻炼，增加肺活量及颈背、腰肌群的肌力。

（6）沙发操：介绍以下三种简单易行的。①单沙发蹬车运动：坐在沙发前沿，双臂扶在左右扶手上，向前上方斜举双腿，左右腿交替蹬出如骑自行车，反复练习。②单沙发正反向托体运动：坐在沙发上，左右手臂撑住沙发两边扶手，将两腿尽力向前方伸直，臂部离开沙发托起全身，这是正向托起；反之，双腿向后弯曲成跪姿将全身托起，这是反向托体。可各托起、落下反复交替。③双人沙发举腿运动：躺在沙发上，双腿左右轮流向上方伸举。这些方法可锻炼臂力、腿力及腹肌力量。

（7）踮脚尖：方法是双脚并拢，用力踮起双足，使后跟离地面约1厘米，然后用力着地，这样一踮一落在1秒钟完成为一次，不要快于1秒，30次为一组，每次锻炼1～2分钟，每天重复3～5次。这样可增加下肢血液循环，防止下肢静脉曲张及色素沉着，进而调适脏腑尤其是心脏的功能。

（8）敲腿：方法简单，就是双手握空拳，用力敲打双腿正面及外侧、内侧，各 200 下不等，这是复合性的刺激。双腿有肝、脾、肾三阴经及胃、胆、膀胱三阳经。著名的长寿穴足三里在膝下三寸胫骨旁开一横指处，其护胃的效果胜过香砂养胃丸。

(9)拉耳朵：耳朵上有人体全身各脏器的反射区。肾主骨，主藏精，主神，主水，是人体重要脏器。肾开窍于耳，所以锻炼双耳，可健肾壮腰，养身延年，疏通全身经络。方法有四：①提拉耳屏、耳垂：将双食指放在耳屏内侧，以食指、拇指自内向外提拉耳屏、耳垂，每次 3～5 分钟。可治头昏、头痛、耳鸣及神经衰弱。②推摩耳轮：双手握空拳，以食指、拇指沿耳轮上下来回推摩，直至耳轮发热。有聪耳、明目、防治头晕、阳痿之功效。③夹捏耳郭尖端：用双手食、拇指夹捏耳郭尖端(反折耳郭上部尖端处)，向上提揪、揉、捏，摩擦 20 次，使局部发红、发热。可镇静、止痛、清脑、明目及防治高血压。④按摩耳郭：将双手掌擦摩至发热，立即按摩耳郭的正面，再向前反折耳郭，按摩耳郭背面，反复按摩 5～6 次。此法可疏通经络，对肾脏等全身脏器都有保健作用。

6. 请您坚持有益健康的“健走”

健走适合中老年人，它比慢跑对脊柱影响小，脚底所受冲击力也较小。健走每跨一步，脚底所受冲击力约为体重 1～2 倍，慢跑则提高到 3 倍左右。健走比散步耗能多，是很适合中老年人的有氧锻炼。

(1)健走的方法及特质：其一，要求每周至少走三次，每次走 30 分钟，走一万步以上。其二，大步走，足跟先着地，随后全足底、足趾相继落地，最后全脚用力蹬离地面，双膝微弯为好。其三，抬头，挺胸，双臂大幅摆动，向前与肩同高，与上臂成 90 度，向后直达胯后。其四，健走训练最佳脉率＝(220－年龄)×(75％～80％)。但若有慢性病，脉率减至 50％为宜。其五，健走时配合缓而深的呼吸。

(2)健走的好处：健走可唤醒全身的活力。西方医学之父希波克拉底说：“走路是人类最好的医药。”它可使脑供氧充足，释

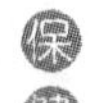

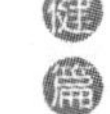

放内啡肽，提精神，悦心情，维持较好的认知功能，活化脑细胞，防老年痴呆，改善失眠及抑郁，增进自尊、自信；对肺能增加最大通气量，增加横膈肌强度，缓和慢性支气管炎及肺气肿的症状，还可减低对抽烟的渴望；健走可加强背肌力量，对椎间盘压力没跑步大，与站立差不多；它还可以增加骨量，对抗骨质疏松；强化肌肉，缓解退化性关节炎；通过健走可降血压、血脂、血糖，促使心脏侧支血管发达，增强心肺功能；促进胃肠蠕动，助消化，防便秘；可塑身、减肥，增加肝代谢功能。"人老腿先老"，人全身有600多条肌肉，2/3集中在下半身，每走一步，要使用下半身200多条肌肉。人的背力、臂力及握力，在60多岁时仍有20岁时的70％，但下半身肌力（主要为腿力）却只剩下约40％。脚是人第二心脏。老化从腿开始，所以健走练腿对抗衰老、预防体力衰退是最佳的方法。

（3）为什么每天要走一万步？我们饮食一般一天吸收2100卡能量，日常工作、生活只能消耗1800卡，多余300卡能量就堆积在体内，转化为脂肪沉积在皮下、脏器、血管。每走30步可消耗1卡能量，要消耗掉多余的300卡能量，就得走9000步，接近一万步。据报道，一周健走3小时，可降冠心病风险35％～40％。《自然》杂志报道，健走增脑供氧，防老年痴呆，升牛胆酸而降血压，调血脂，可预防脂肪肝及糖尿病。美医学会称：每天健走30分钟，可维持心肺功能健康。健走可减少患乳腺癌20％，患冠心病30％，患糖尿病50％的概率。

（4）健走有效消耗身体热量对照表

运动消耗身体热量表

种类	蹒跚走	散步	自然走	健步走	全力走
时速（千米/时）	3	3.6	4.5	5.4	7.2
消耗300卡需时（分）	110	100	90	70	38
每分耗能（卡）	2.7	3.0	3.3	4.2	7.9

7. 三动成就生命精彩

(1)三动的意义及耗能状况:“三动”是指运动、劳动、活动。运动是廉价的良药,它可耗能,防止肥胖及心脑血管病、糖尿病。静止状态每小时消耗能量大约等于每公斤体重 1 卡路里,以新陈代谢率单位 MET 表示,称 1MET。轻微运动耗能 1~3MET,在进行 3MET 运动时,相当于男子走 102 步/分钟,女子走 106 步/分钟。温和运动耗能 3~6MET,激烈运动消耗6MET以上。劳动是神奇的生命药剂,家务活动、种花等对城市职业更年期女性,也是可消耗能量,有益健康的,可以折算成步行数:每日基本活动=2 千步,踩自行车 7 分钟=1 千步,拖地8 分钟=1 千步,中速步行 10 分钟=1 千步,打太极拳 8 分钟=1 千步,这样就有 6 千步了,再每天用半小时走 3 千步至 4 千步,就达到日行万步,可保健康了。活动指参加社会公益活动,如到社区做助老志愿者等,它是幸福的添加剂,不仅可获得助人为乐的快乐感,也可陶冶情操,有益身心。

(2)办公室健身术:文职工作女性,每天在办公室,也可抽几分钟或十几分钟健身,以下方法简单易行。①干梳头:双手指从前额到后枕“梳头”10~20 次,可刺激头部许多穴位,醒脑、健发。②弹脑:两手掌心按压双耳,以食指、中指、无名指同时轻轻弹击脑部 20~30 次,每日上下午各进行一次。③扯耳:手绕过头,分别以左、右手提扯对侧耳郭尖部 20 次,可清火、益智。④练眼:每隔 40 分钟远望窗外 1 分钟,再紧眨双眼数次,可放松眼肌,缓解睫状肌的紧张收缩,防止近视;每天工作中间,做一次眼保健操:按揉睛明穴(距眼内角半分宽)、太阳穴(眼外角与眉外端连线中点向后约一寸的凹陷中)、四白穴(眼正视前方瞳孔直下一寸眶下孔凹陷处)、风池穴(枕骨下缘距脊柱正中线三横指,入发际八分处),各四个八拍,然后以双手四指并拢沿鼻梁向上推至前额,再沿两眉上方至太阳穴再向下拉,各四个八拍。还可按揉攒竹(眉头)、丝竹空(眉尾)、印堂(眉间)。闭眼,双食指弯曲,双拇指按住太阳穴,以弯曲食指轻抚双眼由内向外,各四个八拍。

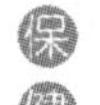

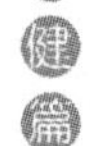

⑤脸部运动:眼大限度张、合嘴动作一分钟。⑥转颈:将头分别俯、仰、左转、右转各10～15次,再双手托项,令颈项向后用力压,双手抵抗10～15次。⑦伸懒腰:此动作可加速血液循环,消除腰肌紧张。⑧揉腹:分别以左右手压住对侧手背,以肚脐为中心,揉腹顺、逆时钟方向各36次。⑨摄谷道:即做提肛运动50次,最好收缩盆底所有肌肉,对更年期阴道、尿道括约肌锻炼有益。⑩躯干运动:左、右侧弯,扭动肩背,用拳捶腰各20次左右。

8. 保持更年期形体美运动法

爱美之心人皆有之,老是自然规律,但运动可延缓衰老,可优雅地老。为保形体美,请试试以下运动。

(1)大腿臃肿锻炼:第一步:直立,跪下双手向前平伸,然后向右倾靠,再还原放松,如此重复10次;第二步,上半身正直,盘腿坐,双手轻置膝上,然后向下,向外压膝放松,反复10次。

(2)使粗腰变正常:包括两个步骤:①右手放髋骨上,左手自然下垂,上半身左侧弯10次,换另一方向再做10次。②右手放髋骨上,左臂侧平放,上身向左后转,左臂随着向后右摆动,再转正身体为一次,重复10次,换方向再做10次。

(3)改变肥大的臀部:可取不同姿势:①取站或跪姿,双臂向前平伸扶一支持物,向外侧抬起右腿,保持屈膝,然后伸直,再收腿,再做一遍换左腿,如此左右交替10次。②平躺于地或床上,将双膝拉向胸,再用双臂抱紧,然后向左、右滚动,并尽量让膝触地或床,做20次。

(4)消减肥厚的肩背:第一步,两臂侧平举,由肘关节将手搭在两肩上,各自顺时针以肩为中心做环绕动作15次,再逆时针方向做15次。第二步,直立,两臂自然下垂,耸肩6次,第6次保持上耸4秒钟,如此重复8次。

(5)改变下垂的胸为"挺":首先,双手握对侧上臂,抬高到肩水平,然后用力上抬一次再放松,如此反复10次。第二步,将手掌相对置于胸前,用力相互推压对侧手掌,再放松为一次,反复10次。

(6)改变臂部松弛下垂：也有两步。①直立，收紧上提臂肌，再放松为一次，反复5次，第5次后收紧臂肌5秒钟或以上，如此重复10次。②俯卧，双臂置体侧，掌心向下。下巴尽量前伸触地或床，膝不动，轮流直上抬腿各10次。

(7)让大肚腩变小：肚大不仅难看，它还与冠心病正相关，应锻炼消大肚腩，也有两步。①正坐屈膝，然后尽可能平稳地恢复坐正，重复10次。②坐在地上或床上，腿向前伸直，手在两侧撑位，曲双腿并保持足平放于地或床，然后将右腿抬起，脚尖绷直，抬起、放下各5次，换左腿抬、放各5次。可交替换腿，感到累为止。

9. 健身益智手指操

此操简单易行，看电视时也可做，是静中求动、强身益智的好方法，有如下十项。①弹指法：双手伸向前，掌心向下，拇指先后依次搭住食指、中指、无名指、小指，先搭后弹出，每指弹10次。②挤指法：两手十指交叉至根部，再弯指互挤，伸直放松交替进行20次。③触指法：左右手的食、中、无名、小指，依次与对侧的拇指指腹互相接触，要求快、准、用力，交替进行。④捋指法：先以右手食中指弯曲，依次夹捋左手各指，由指根至指尖，再换左手同样操作，双手交替，各夹捋每指10次。⑤运手法：双手合十，手指尖向前方，左右掌依次上下翻动，交替活动但保持合掌，上下翻为一次，共20次。⑥搓面法：两手掌从鼻两侧开始，由鼻翼向上到额推搓至发际，再向下分开手指搓面部。⑦梳头法：双手十指分开，弯曲，双指端从前额发际向后梳发30～50次。⑧揉耳法：双手掌心捂耳，上下揉动三次，突然松开为一次，如此反复9次。⑨鸣鼓法：双手掌捂耳，指尖向后，食指搭中指上，突然向脑枕部弹出，反复20次。⑩挤颈法：两手十指交叉，放于后颈，双掌根挤压颈部，松开为一次，反复20次。

10. “鼠标手”防治操

操作电脑过多，执鼠标的右手腕关节酸痛，严重的活动受

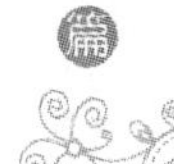

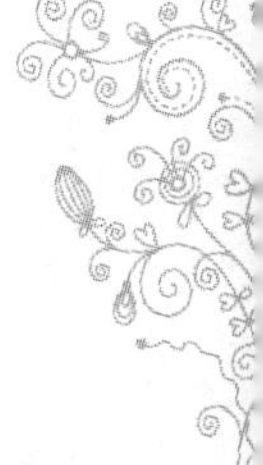

限，称为“腕管综合征”。常做以下小体操，可以防治。第一节：站立，双腿分开同肩宽，双手向右用力甩100次。第二节：走十字交叉步，双手腕如扭秧歌样配合活动，每次活动10分钟。第三节：双手五指交叉，翻掌向前再向上，从胸举过头顶，再向后背部伸展，做100次。第四节：站立，双手握拳，屈臂做扩胸运动，再双手臂侧平伸展，反复100次。第五节：大雁飞翔，即双臂侧平伸，掌心向下，上下振动手及手臂如拍翅，做100次。第六节：右手向右背部尽量向上，左手从前方搭于右肩再向下用力去勾右手指，换手重复交替，每次30分钟。

11. 八段锦

八段锦在中老年锻炼健身很盛行，现总结归纳，将便于记忆与操作的介绍于后。未指明姿势的均为站姿。

(1)双手托天理三焦：两手上推，掌向上托天，踮足跟，深吸气，再双臂由两侧放下还原，手心向下，直立，深呼气，反复15～20次。

(2)左右开弓似射雕：半下蹲成马步，双臂如射箭状，先向左，再向右，随眼神伸出手指，呼吸，两臂放松，还原，自然直立，呼气。左右交替分别作15～20次。

(3)调理脾胃宜单举：双手向后，手背靠腰部，踮足跟，头向右后转，眼向后瞧，深吸气，足跟下落，头转向正中，深呼气。再重复，但头向左后转。反复15～20次。

(4)摇头摆尾去心火：预备式，两腿开立略宽于肩，再半下蹲，骑马状，双手抚膝，上半身先向右，再向右向左，反复交替15～20次。摆动时吸气，还原时呼气。每次摆动后，还原直立。

(5)两手板足固肾腰：预备两腿并拢直立，两掌相对，由前上举过头，再向外展，向后拉动两下，深吸气，再弯腰，双手由头上向前下伸向足尖，弯腰两次，呼气，垂手直立。反复15～20次。

(6)攒拳怒止增气力：两腿半下蹲，两手攒拳怒视前方，右拳向前出击，及时收回。换左拳同样击出，收回。再同样左、右拳交替向两侧出击，收回，各反复15～20次。

(7)抱项七踮百病消：预备两腿并拢立正，十指交叉向后抱住项、枕部，踮足跟，肘关节外展，深吸气，落足跟，呼气。反复15～20次。

（三）心理平衡

心理平衡，即良好的心理状态与社会适应能力，不仅是健康概念的一部分，而且可促进免疫功能，使体内自然杀伤细胞等免疫物质含量增多而促进躯体健康。反之，负面情绪可使免疫功能降低20%，还可使脑啡肽等神经递质含量增多。信心是半个生命的说法也说明心理对生命的重要性。养生包括生物养生（即保护躯体健康的良好状态）、社会养生（指创造对生命健康最为有利的家庭、群体、社区等社会环境及良好的地球生态环境）、心理养生三个层次。养生要求培养正常心智与情绪，自尊自爱，意志稳定，行为协调，反应适度，人际关系良好，人格健全。中医同样强调心理对健康的作用，如“体强曰健，心怡曰康”，“百病由心生，亦由心解”。国外学者同样看重心理对健康的作用，豪厄尔说：有这么三位医生，第一位叫节食，第二位叫安静，第三位叫愉快。关于心理如何保持良好，心理篇已介绍，不再赘述。

（四）早防早治

早防早治是保健的重要环节。更年期女性，不仅在妇科疾病方面，在中老年人常见的内科慢性病方面，也同样需早防早治，如心脑血管病、糖尿病、高血压、肿瘤、呼吸道慢性病，均是名列前位死因的严重疾病，不早防早治，就会酿成残疾或死亡的后果。吴仪同志曾说过，预防投入1元，可节省医疗费8元，抢救费100元。重预防保健康，自己不受罪，家人不受累，节省医疗费，有益全社会，这种好事当然应该做。

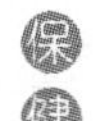

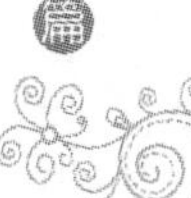

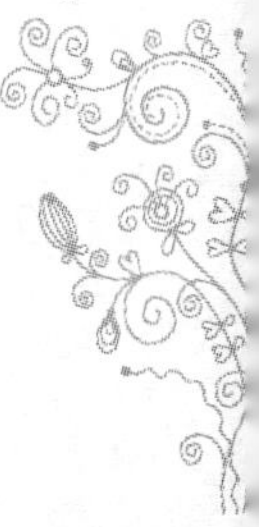

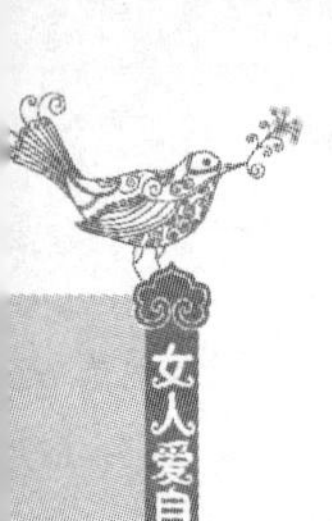

二、312 经络养生法

312 经络养生法中,"3"是按摩合谷、内关、足三里三个穴位,每天早晚两次,左右不拘,共按摩 5 分钟,按压频率为每分钟 30 次。"1"是一个以腹式呼吸为主的基本的气功锻炼,每天早晚两次,每次 5 分钟。"2"就是做一种以两条腿为主的、力所能及的、自觉的体育锻炼,每天一次,每次 5 分钟。"312"锻炼法,通过畅通气血,可缓解病痛,增强人体免疫力,增强心脏功能,减肥,延缓衰老,对中老年人常见慢性病均有防治效果。

(一)三个穴位

三个穴位统管全身经络,按揉以下三穴,可畅通大、小循环,消除疲劳,解除病痛,健康延年。

1. 内关穴

内关穴属手厥阴心包经,位于腕横纹后三横指两肌腱之间。取穴时用一只手拇指垂直按在内关穴上,用指尖有节奏地进行按压,以产生酸、麻、胀的感觉并向穴位的四周扩散为"得气",说明穴位按准了,效果好。对手臂内侧的疾病,如手心热、肘臂疼痛、拘挛、腋下肿、乳腺疾病有效,对头痛、口干、咽喉痛、呃逆、发热、牙痛、颈椎病、腰痛、肩周炎、鼻流血、中风等亦有效,还能防治恶心呕吐,尤其对肺脏的疾病、冠心病、心绞痛及心律失常有效。

2. 合谷穴

合谷穴是手阳明大肠经的一个重要穴位,位于手背第二掌骨的中点,桡侧边缘凹陷处。取穴方法:将一手拇、食指分开,展露虎口,另一手拇指弯曲显现第一、二指骨之间的横纹,将此横纹对准另一手的虎口边缘,拇指尖所对就是合谷穴。拇指弯曲并按揉。此穴反应强烈,“得气”感觉穴位下酸、麻、胀,甚至蹿到食指端和肘部以上。体质差者应轻按,即用针灸“补”的手法,也就是减少按压刺激的次数。孕妇不要按合谷穴。此穴对大肠经循行之处的组织、器官的不适与疾病均有一定疗效,特别对口腔疾病及牙齿的健康有明显防治作用。对头面部、上肢的疾病,如头痛、发热、牙痛、三叉神经痛、口干、鼻血、颈椎病,及肩、肘、腕等上肢关节痛均有效,还有镇静安眠作用。做甲状腺切除等头颈部手术,药物麻醉加针刺合谷穴效果很好,患者无痛苦。

3. **足三里**

足三里是中外闻名的长寿穴,属足阳明胃经,位于膝下胫骨上端,胫骨粗隆旁开一横指处。取穴方法多,关键是摸到胫骨粗隆。可将手心盖住髌骨,中指所落处正是胫骨粗隆,再旁开一横指即是。也可先找到髌骨旁凹陷处的犊鼻穴,再向下四横指(三寸),正是胫骨粗隆水平线,粗隆旁开一横指取穴。用拇指垂直用力按压,也可用保健锤、笔头等器械辅助按摩。足三里所在的足阳明胃经,从头一直循行到脚,胃经与脾经又互为表里,所以足三里对消化系统及全身各脏腑的疾病都有效。民间流传“敲敲足三里,胜过吃只老母鸡”不无道理。还有“肚腹三里留,腰背委中求,头项寻列缺,口面合谷收”的顺口溜,也肯定了这些穴位的功能。委中属足太阳膀胱经,屈膝后方横线中点即是;列缺属手太阴肺经,双手虎口交叉,食指所落对侧第一掌骨上端凹陷处,屈腕腕横纹桡侧端即是。

(二)一种腹式呼吸

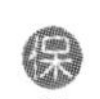

人体腹部有 9 条经脉通过,它们分别是两侧对称的肾经、胃经、脾经、肝经和居中的任脉。自然呼吸,女性常是胸式呼吸,男性是腹式呼吸。但这里所指的是深而慢的呼吸,有意识地保持胸廓不动,利用膈肌的上升、下降来呼吸,并且需“意守丹田”,就是将气吸到肚脐再扩至全腹,然后由肚脐部位慢慢将气呼出。此过程要慢,保持呼吸频率每分钟 10 次,伴有腹肌、膈肌的运

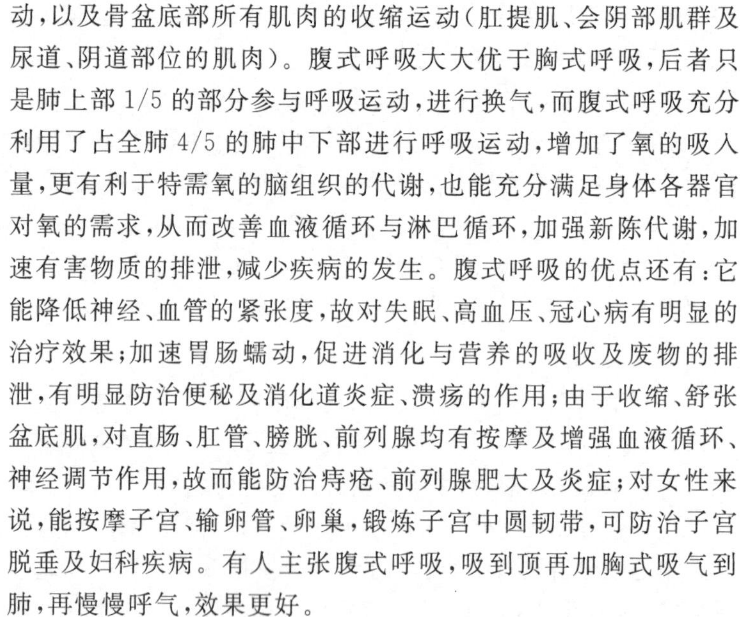

动，以及骨盆底部所有肌肉的收缩运动（肛提肌、会阴部肌群及尿道、阴道部位的肌肉）。腹式呼吸大大优于胸式呼吸，后者只是肺上部 1/5 的部分参与呼吸运动，进行换气，而腹式呼吸充分利用了占全肺 4/5 的肺中下部进行呼吸运动，增加了氧的吸入量，更有利于特需氧的脑组织的代谢，也能充分满足身体各器官对氧的需求，从而改善血液循环与淋巴循环，加强新陈代谢，加速有害物质的排泄，减少疾病的发生。腹式呼吸的优点还有：它能降低神经、血管的紧张度，故对失眠、高血压、冠心病有明显的治疗效果；加速胃肠蠕动，促进消化与营养的吸收及废物的排泄，有明显防治便秘及消化道炎症、溃疡的作用；由于收缩、舒张盆底肌，对直肠、肛管、膀胱、前列腺均有按摩及增强血液循环、神经调节作用，故而能防治痔疮、前列腺肥大及炎症；对女性来说，能按摩子宫、输卵管、卵巢，锻炼子宫中圆韧带，可防治子宫脱垂及妇科疾病。有人主张腹式呼吸，吸到顶再加胸式吸气到肺，再慢慢呼气，效果更好。

（三）两条腿为主的体育锻炼

有学者将腿比喻为人的第二心脏。俗话说“人老腿先老”，防衰保健康练腿很重要。以双腿活动为主的运动形式多样，每人可根据自己的身体及环境条件、爱好等选择锻炼项目，比如爬山、慢跑、踢毽子、跳绳、跳舞、太极拳、健步走、慢步，甚至原地踏步都可以。卧床的患者可在床上做双腱屈伸、绷脚、勾脚、脚外展、内收等锻炼。中风偏瘫者可让护理者帮助被动运动。当然，最好的腿部运动形式是下蹲、起立交替进行，标准方法是：直立，全身放松，双腿分开同肩宽，双臂伸直，平举到胸前，双腿下蹲到最低位，然后双腿用力直立站起，如此交替进行。难以自然下蹲起立者，可手扶能支撑的物体练习。运动双腿好处很多，因为人的双腿有足三阴三阳 6 条正经进行：有被誉为人体后天之本、主管消化吸收的足阳明胃经及足太阴脾经；有从头到脚防御外邪入侵的足太阳膀胱经：有主管人体气血、精神、情志调节的足少阳胆经与足厥阴肝经;还有人体先天之本、贮藏精气、主管人的工作、精力和“生老病死”的足少阴肾经。再加上奇经八脉,包括主管人体活动的阴跷脉和阳跷脉,主管阴阳平衡的阴维脉和阳维脉,共有20条经脉可因活动两腿而被激活,其作用强大不难理解。另外,腿部的肌肉运动,还通过神经反射作用,引起上肢、躯干和全身运动,并刺激循环、呼吸中枢,增加心搏出血量及回心血量、肺通气量,增强呼吸、循环功能,从而使全身气血畅通,精气充沛而处于健康状态。两腿运动时间宜量力而行,一般每天一次,每次10分钟左右,活动强度以掌握活动后心率等于(170－年龄)为恰当、安全。

三、“饮”的保健

(一)人体每天需饮多少水才能保健康

水是人体正常生理活动的重要营养素,所以《中国居民膳食指南》要求每天饮入足量的水。多少为足?健康成人每日需水2500毫升,其中新陈代谢过程产生水300～400毫升,摄入食物中含水约500～1000毫升,故每日饮水至少要1200毫升。人体各组织器官含水约70%～80%,含水最少的脂肪组织也含水分25%～30%,心脏含水79%,血液含水83%。若进入体内水少,势必形成血液黏稠,易发生心脑血管事件,也影响正常代谢活动。

(二)喝什么水好

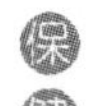
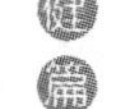

将自来水煮沸3分钟饮用,是最经济、最安全、最方便的选择。我们不妨来对比分析一下。

◎ 纯净水:自来水过滤而成。经过滤,对健康有益的矿物质成分丢失了;装水的桶可能对水产生污染致病;送水员有时不及时配送致缺水;经济负担相对大。

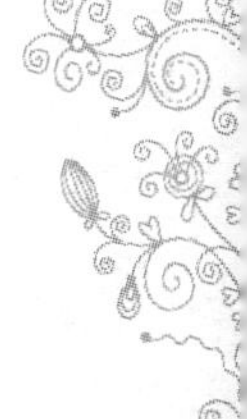

◎ 矿化水:是通过人工添加矿物质的水,其品牌、剂量是否有益并符合人体健康需要,目前尚无灵敏有效的检测方法,难辨真伪,花钱不一定能买健康。

◎ 矿泉水:从地下深处自然涌出或人工开采未污染的天然地下水,经过滤、灭菌、灌装而成,成分复杂,是否有损害健康的成分(如重金属汞、铅等)难说,且成本高,价格贵,难以作日常饮水。若加工不严达不到国家规定标准(GB8537－1995),也有害健康。矿泉水用溴氧(O_3)消毒,臭氧与矿物质中臭离子(Br^-)化合产生溴酸盐可能致癌。

◎ 桶装水:存隐忧。据查饮水机合格率仅65.2%～73.3%,且易受污染,滋生细菌、病毒。2008年第二季度监测结果,桶装水合格率只有55.6%,菌落总数、酵母菌、霉菌均超标。

◎ 白开水:最养人。我国自来水经沉淀、过滤、消毒,基本能达到国家卫生标准规定的《生活饮用水卫生标准》,限制菌落总数100个/毫升,总大肠菌群0个/毫升,总氯含量为0.84毫克/升,氟化物为1.0毫克/升,且含有钾、钠、钙、镁、锌、铁、碘等对人体健康有益的微量元素。至于氯气,煮沸3分钟后,所剩不多,不足以产生三氯甲烷危害健康。

◎ 保健水:在纯净水基础上加天然薄荷、菊花、茶浓缩液、中药材浓缩液等,尚无国家统一标准。还有什么活性水、离子水、富氧水、磁化水等“人造水”,保健效果如何难说,不宜作日常所需每天1200毫升以上的饮用水。

(三)好水标准

WHO在世界各地发现的长寿区如高加索、巴基斯坦的芬扎、广西巴马、新疆吐鲁番等地,长寿的原因,水很重要,也就是水好。WHO公布好水标准是:无污染,不含有害物质;硬度适中,含适量矿物质及微量元素;呈弱碱性,pH值大于7.0;水分子团小,有很强的生命活力;呈负电位,可迅速清除体内酸性代谢物及毒素;含有适量的氧(5毫升/升)。白开水因经过煮沸,水分子结构已发生某些变化，其生物活性比自然水要高出 4～5 位，从这个角度看，白开水最养人。

（四）如何做到健康饮水

首先，饮水量要保证每日 1200 毫升以上，以每杯 200 毫升计，约每天 6～8 杯水。

其次，饮水种类以白开水为宜。

第三，饮水时间。清晨起床后先喝 200～300 毫升白开水，以 30℃水温为宜，因此温度较易透过细胞膜，又不伤胃，能促进新陈代谢，增强免疫力及脱氧酶的活性，注意在空腹情况应小口喝，速度过快可致头痛、恶心，甚至脑水肿；饭前半到一小时喝一杯水，因是空腹，水在胃只停留 2～3 分钟，很快进入小肠、血液、细胞，分泌消化液，有助消化吸收；饭后不应大量饮水，以免冲淡胃液影响消化；每工作 2 小时后喝一杯水，稍事休息；午休后喝杯茶；睡前喝一杯白开水，可助消化，促进血液循环，增强解毒功能及排泄功能。

（五）不适合饮用的水

◎ 老化水：俗称死水，即长期贮存不动的水，也减慢新陈代谢，促进衰老，还可能致食道癌、胃癌。

◎ 千滚水：煮沸 3 分钟以上的水，或反复烧开的水，其中钙离子、镁离子、亚硝酸盐浓度高，氧含量少，可致腹胀、腹泻，还可致癌。

◎ 蒸锅水：可致亚硝酸盐中毒，水垢进入人体会引起消化、神经、泌尿及造血系统的病变。

◎ 未煮沸的水：氟消毒灭菌过的水，不经煮沸，可分离 13 种有害物质，如卤代烃、氯仿可致癌，致胎儿畸形。当水温达 90℃时，卤代烃含量由 53 微克/千克上升到 177 微克/千克，超标 2 倍，患膀胱癌、直肠癌的概率增加 21%～38%。水温到 100℃时，这两种有害物大大蒸发，煮沸 3 分钟就更安全了。

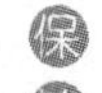

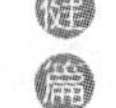

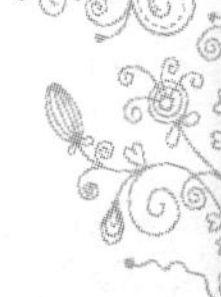

◎ 存放两天以上的开水:水烧开后,最好当天喝完。存放一天,水中亚硝酸盐可变为致癌的亚硝胺;存放两天,亚硝胺含量就更多了,不能喝。

(六)更年期饮茶好处多

1. 茶叶营养丰富

茶叶历来被人们视为延年益寿之珍品,它含有儿茶素、维生素C、E、胡萝卜素、叶绿素、咖啡因、各种氨基酸等,以及抗氧化的槲皮素。

2. 茶的保健作用

(1)茶中咖啡因有提神醒脑功效。更年期常失眠,致白天精神差。白天喝茶提神醒脑,以利纠正睡眠倒错。

(2)儿茶素中含多酚,可抗自由基,抗衰老,消除色斑,令您容颜美丽;还可减肥,降胆固醇,预防流感。

(3)强心利尿。俗话说:茶叶浓,小便通,三杯落肚,一利轻松。这生动地道出了茶的利尿作用。利尿了可减轻心脏后负荷,减少血容量,故有利于降低血压及防治心衰;可消肿,冲洗泌尿道,对泌尿系炎症的消除有利。还有助于排出泌尿系结石。

(4)生津止渴。茶促使津液生成,止渴效果好,尤其夏天,是防暑、降温的好饮料。

(5)消食解酒。饮茶可去油腻感,助消化,因为茶中芳香族化合物能溶解脂肪,帮助消化肉类食物。咖啡因能提高肝脏对物质的代谢能力,增强血液循环,从而加速血液中酒精排出体外,缓和与消除酒精对人体的刺激。

(6)杀菌消炎。实验证明,茶叶对大肠杆菌、葡萄球菌及病毒等都有抑制作用,效果与黄连素(小檗碱)相似,对各型痢疾杆菌有抗菌作用,所以民间常用浓茶洗伤口,轻度肠炎喝浓茶可治疗。

(7)茶中含有维生素C、E,可抗氧化,抗衰老,含硒可抗癌。茶中有多种氨基酸,结合作用有健体效果。

3. 喝茶不宜事项

因茶中含有鞣酸，对胃肠有刺激作用，可以与蛋白质、生物碱、金属等发生化学反应，故空腹不宜喝茶，不宜用茶吞药，尤其是碳酸氢钠(小苏打)、安眠药、奎宁、铁剂、钙剂，否则生成沉淀物鞣酸盐，既失药效，又刺激胃。

四、如何保证充足的睡眠

人的一生，睡眠一般占1/3的时间，它是每个人在生命中必须满足的一种绝对需要，就像食物和水一样。据观察，人能忍受饥饿20天左右，但只要缺睡眠三昼夜，就难以坚持日常生活中的活动，表现为情绪波动，出现错觉、幻觉，以及记忆力、判断力下降。

46～55岁是人生的特殊年龄段。就性激素衰退而言，它是更年期。就大脑机能状态而言，它是大脑黄金期，此阶段大脑机能最佳，理智，成熟，不冲动，是“大智慧”阶段。就人生而言，它是人生的金秋时节，年富力强，事业有成，是人生的收获“季节”。就生命生理变化而言，它又是人生的高危期，因为36～45岁，人生的生理功能开始从顶峰向下滑，许多器官开始衰退，动脉粥样硬化开始形成，随着心脑血管病、糖尿病发生，癌症、呼吸道疾病、骨质疏松及骨关节退行性变都接踵而来，所以是疾病形成、生命的高危期。将占1/3的生命时段的睡眠调理好，对此特殊时期的健康是极有好处的。

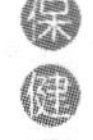

(一)正常的睡眠是怎样的

1. 正常的睡眠过程

据研究，正常人在睡眠开始时，先进入“非快速眼动相睡眠”(NREM)，此时间较长，睡眠由浅而深，约经一个半小时，转成

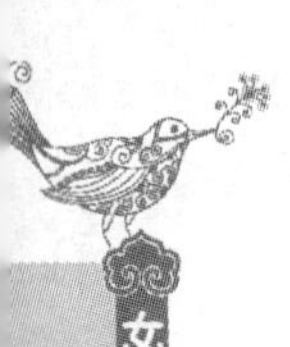

"快速眼动相睡眠"(REM),约持续 10～15 分钟左右,又转成 NREM。两者周期性地交替,一夜约出现 4～6 次,直到清醒为止。这是正常睡眠的基本规律,若出现紊乱,就表现为睡眠障碍。比如 NREM 的第四期是熟睡期,达不到此期,常为老人及失眠者;REM 又被称为非正规睡眠,它与梦境有关,若只是正常范围出现,即使做梦,醒来也不记得,若出现过频,时间过长,若此时间被闹醒,就能清晰地回忆梦境。REM 睡眠与外界声响与疾病发作也相关,如心绞痛、哮喘、胃溃疡疼往往在此睡眠相发生。但 REM 也不可缺少,它有使大脑休整之功,如果缺少,第二晚会加倍出现 REM 被剥夺的"偿还",使人噩梦频生,睡不解乏。

2. 正常睡眠时间要多少

睡眠所需时间,对健康成人来讲,每天平均睡 7 小时对心脏最好,具体时间与性别、年龄有关。一般女性比男性所需睡眠时间略多。学龄儿童每昼夜需睡 10～12 小时,青少年需 8～9 小时,成人 7 小时左右,而老人只需 6～7 小时就够了。每天睡眠时间达不到 6～7 小时,就叫缺觉或失眠。这是平均标准,个体差异很大,以自己感到睡够了、疲劳恢复了为正常睡眠时间标准。如拿破仑,每夜最多睡 4 小时就精神饱满了,另一些人每夜必须睡 10～12 小时,否则产生失眠感,头昏脑涨,无精打采,难以坚持工作。一项研究显示,每天睡眠少于 5 小时,令心绞痛或中风几率翻一番;每天睡 9 小时或更久,患心血管病风险,较每天睡 7 小时者高 1.5 倍;60 岁以下人群,每天睡眠 5 小时,患心血管病风险是每天睡 7 小时者的 3 倍多;女性每天睡 5 小时,患心血管病风险比正常睡眠时间者高 2.5 倍。这项研究说明,睡眠时间过多、过少对健康都带来危害。

(二)睡眠对人体的作用

良好睡眠是健康之源,作用为:

(1)消除疲劳,恢复体力:睡眠是消除疲劳的主要方式,睡眠不足,则感疲乏无力,体力不支。

(2)保护大脑，恢复精力：脑作为指挥人体活动的司令部，必须要睡眠保护，以适度地张弛。若睡眠不足，就会导致精神萎靡，注意力涣散，记忆力减退，工作效率低，或易烦躁、激动。如果连续失眠(称睡眠剥夺)，会引起错觉甚至幻觉。

(3)增强免疫力：健康人对侵入的各种抗原有识别及抵抗功能。若失眠，则免疫识别及清除异己的功能减退。

(4)促进生长发育：此功能对更年期女性虽不如儿童期重要，但充足的睡眠对维持卵巢功能、延缓衰老也很重要。

(5)延缓衰老，促进长寿：近年许多调查资料表明，健康长寿的老人，都有良好而正常的睡眠。逆境中的张学良，能活 101 岁，其长寿奥秘之一就是睡眠好，坚持午觉。

(6)保护人的心理健康：睡眠不好的人，常常产生心理障碍，轻者焦虑不安、注意力不集中，重者形成抑郁症、焦虑症。

(7)美容效果：充足睡眠是美容的良方，它能使您容光焕发，魅力倍增。因为睡眠对保持皮肤年轻态有三大作用：其一，睡眠使皮肤血管更开放，促进皮肤新陈代谢，增进对皮肤营养及氧的供给；其二，睡眠使生长激素增加，促进皮肤的新生和修复，使皮肤保持细嫩和弹性；其三，睡眠时，人体抗氧化酶活性更高，能更有效清除使人衰老的自由基。所以良好睡眠，能孕育您美丽的皮肤，即使在更年期，也可面如桃花。

(三)影响睡眠的因素

1.对睡眠质量提高有利的因素

精神、心理、全身肌肉都放松，是睡眠的重要前提与促进因素，所以睡前半至一小时不要紧张用脑，也不宜做剧烈体育活动。规律生活，夜睡及午睡都定时，有利于形成"生物钟"现象，到时间很易入睡。胸怀宽广、乐观自信、事业心强、工作积极、雄心勃勃的人，以慢相睡眠的"深睡"和"中度睡眠"居多，睡眠质量高。春天及冬天，纬度高的地区即靠近两极的地区，睡眠时间能

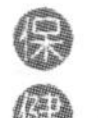

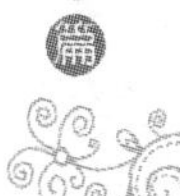

保持长些。

2.引起失眠的原因

引起失眠的原因很多,主要有环境因素、躯体疾病、心理因素及药物、饮食、生活方式。

(1)环境因素:包括自然环境、居住环境及社会环境。恶劣的自然环境,如阴湿寒冷、炎热及蚊虫叮咬,难以睡安稳。居住环境不良,如空气污浊、噪音阵阵、多人睡一室互相干扰等,也不利深睡。社会环境差,比如战乱、社会不安定等,令人提心吊胆,难睡好。

(2)躯体疾病:各种疾病常致失眠。其一,疾病本身致身体不适,频频醒来。如胃溃疡于夜间发生饥饿性疼痛,糖尿病、前列腺疾病夜尿多,肺部疾病咳喘难眠,冠心病发作心绞痛或心律失常,脑血管病常致睡眠倒错,慢性肾衰的最早症状就是入睡及维持睡眠困难,癌症患者由于心理上的压抑、绝望,及躯体上的疼痛,也造成入睡及维持睡眠困难。其二,疾病给患者造成心理负担,影响睡眠。其三,很多精神疾病本身的症状之一就是失眠,如抑郁症、焦虑症、精神分裂症等。

(3)心理因素:这是失眠最常见、最重要的原因。凡喜怒哀乐悲恐惊七情中的任一种情绪过度,都可引起失眠。各种应试之前的紧张与思考,赴约,乘交通工具担心误时,学习紧张,工作压力过重,人际关系不和谐,意外事件造成的心理伤害等,都会造成失眠。

(4)药物、饮食、生活方式:中枢神经兴奋药如咖啡因之类可致失眠;睡前喝浓茶、咖啡、可乐可造成失眠;饮酒、生活不规律、每每打牌或娱乐至深夜都致失眠。

(5)内分泌的变化:女性更年期,因雌激素水平下降,带来一些身心变化,常致失眠;甲状腺功能亢进致入睡困难、易醒;脑垂体前叶功能亢进,也致入睡难、易醒;肾上腺皮质功能亢进导致的柯兴氏综合征,患者早期就有失眠,以入睡难、睡不深、易醒多见;肾上腺皮质功能减退引起的艾迪生病,也有经常性失眠;糖尿病也是内分泌及代谢障碍性疾病，其夜尿多，众多的并发症，尤其是皮肤瘙痒，都造成失眠。

（四）如何使您睡好

1.养成良好睡眠习惯

要定时睡眠及起床，形成生物钟规律。睡前不喝兴奋性饮料，如茶、酒、咖啡、可乐，睡前不看惊险刺激的小说、电视剧，睡前不吃零食。

2.营造良好的睡眠环境

如适宜的温度，光线幽暗，通风良好，安静舒适，枕头柔软、高度适宜（自己拳头竖立的高度），选择遮光效果好的厚窗帘，色泽宜淡雅，如浅蓝、浅米色等柔和的色彩，床的软硬长宽适合自己，一般人用席梦思，但应有一定硬度，不致使脊柱变形。若有脊柱骨质增生腰痛，应睡硬的木板床。床褥要求保暖性能好、轻，质地棉质为佳。

3.正确的睡姿

人入睡后，睡姿可改变，但正确的睡姿是右侧卧，最有利睡眠与健康。因为仰卧位身体的躯干与四肢均伸直，肌肉紧张，不能充分休息与放松，难以翻动及入睡；且仰卧时舌根容易下坠致打鼾，甚至发生呼吸暂停综合征，导致憋醒、高血压；仰卧时手臂易压胸，容易做噩梦，或梦见被压着而惊醒。俯卧时胸腹受压，不利于呼吸及心脏泵血；俯卧易捂住口鼻妨碍呼吸，或使头偏向一侧，造成颈肌扭伤，俗称“落枕”；俯卧还可损及面部美容。侧卧位脊柱弯曲犹如弓，四肢可放在舒适位置，有利放松，又可避免仰卧及俯卧的缺点，故侧卧较好。而右侧卧，心脏位置高，胸腔受压小，有利于减轻心脏负荷，使心排血量免受不良影响，同时，因十二指肠在胃的右侧，右侧卧利于食物由胃经幽门进入十二指肠的开口，有助于食物消化吸收，故右侧卧最好。

4. **及早诊治影响睡眠的疾病**

我们已知不少疾病致失眠，所以应早诊断，早治疗。随着疾病的减轻或治愈，失眠自然消失。切忌滥用安眠药，以免掩盖疾病，耽误治疗。若出现安眠药依赖甚至成瘾，还会伤肝。

5. **正确认识失眠**

了解睡眠的过程，梦境与 REM 有关，并不表明自己没睡好；消除对失眠的恐惧心理；减轻或消除焦虑、抑郁。这些有利于治好失眠，否则造成恶性循环。

6. **祛除失眠原因**

比如三班倒的工作，或必须夜间工作的人，白天睡可用光照治疗，即将卧室造成黑暗无光、安静无声的处所。卧室附近的工厂机器轰响，及火车、汽车、轮船的干扰声，应设法避免。

7. **慎用安眠药**

只有当所有办法都不能解决失眠的困扰时，才考虑短时间应用。安眠药有三大类，或称三代。第一代是巴比妥类，不论长效、中效、短效，服该类药后次晨有昏昏沉沉、头晕不适、没睡醒似的“宿醉”现象，现很少用。第二代是苯二氮䓬类，其中长效类有地西泮、利眠宁（氯氮），作用时间可达 50～100 小时；中效类有硝西泮、艾司唑仑、罗拉、舒宁等，作用时间 15～30 小时，艾司唑仑应用较广，早晨醒来精神好，少有头晕没睡够的感觉；短效类有三唑仑、速眠安（咪达唑仑）等，作用时间为 0.5～5 小时。第三代安眠药目前主要有札来普隆（百介民），主要通过 γ-氨基酸-苯二氮䓬类受体复合体产生中枢抑制作用；佐匹克隆（青尔奇，三展），是吡嗪派酯的衍生物，对心、肝、肾毒副作用少；唑吡坦（思诺思）。第三代安眠药作用时间都较短，为 0.5～5 小时，发挥作用快，一般服药后半小时血药浓度达高峰，安眠效果好，安全性高，基本不改变正常的生理睡眠结构，不易产生耐药性和依赖性，次日醒来无宿醉，无停药后反跳性失眠，对心、肝、肾毒副作用少，故有逐渐取代第二代的趋势。这里必须提醒各位，安眠药只是对症治疗的暂时措施，治失眠对因治疗才是根本。服安眠药必须在医师指导下选用适合自己的药，服用时间不要超过一月。

8. 自己治疗失眠的方法

自己治疗失眠，省钱，安全，只要坚持就有效。

◎ 睡前听听轻音乐，洗热水澡或热水泡脚，散步半小时，都有利于全身放松，血管扩张，脑部血流相对减少，大脑感困倦而易入睡。

◎ 练气功，作腹式深呼吸，即三一二经络锻炼法中的方法，或静思疗法，或意念“大脑一片空白”，这些都有利于入睡。

◎ 严重入睡困难的慢性失眠者，可用“刺激控制疗法”或“睡眠限制”，二者都是减少躺在床上的时间，实在困了，睡意袭来再上床，不论晚上睡好否，次晨定时起床，白天也不要补睡；前者除后者的睡眠限制外，若晚上床中途醒了，在 20 分钟内仍不能入睡，则起床进行织毛衣、做家务、看书等活动，等有睡意了再上床，这样可避免焦躁不安加重失眠，产生恶性循环。慢慢提早上床时间，直至正常。

◎ 针刺或按揉经络穴位，对失眠也有很好效果，例如取穴足三里、三阴交、太溪、内关、神门、风池、百会、太阳、印堂、关元、气海、涌泉等穴位，坐卧都可方便自己取穴，可任选几个穴位。一治失眠效果好的方法：右侧卧，正腿伸直，上腿曲，右手托腮，拇指正好按在“安眠穴”（翳风、翳明穴之间，或翳风与风池穴连线的中点，翳明在翳风穴水平向后一寸，翳风在耳垂后乳突尖下凹陷中）上按揉，同时左拇指压右内关穴，舌舔上腭，双目微闭，深腹式呼吸，很快能入睡。在耳部取神门、皮质下、内分泌、脑点几个部位按揉也有安眠作用。

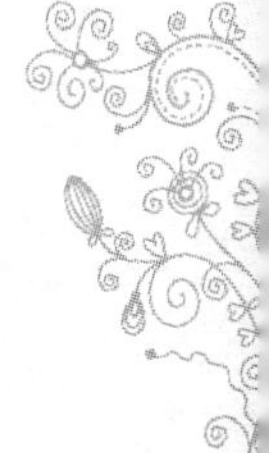

女人爱自己
坦然面对更年期
疾病篇

一、更年期常见妇科病防治

（一）更年期综合征的防治

更年期综合征由于雌激素下降，致垂体功能亢进，分泌过多的促性腺激素，引起自主神经功能紊乱，从而出现程度不等的月经变化、面色潮红及出汗、燥热阵发，还可有心悸、失眠、情绪不稳、多虑、抑郁、腰背及关节痛等，但大多不严重，不影响工作及正常生活，只能称更年期不适，不必治疗。少数女性症状严重，影响工作生活，才能诊断为更年期综合征，其防治办法如下。

1. 一般性防治

首先要认识到更年期及此期间的不适是自然规律，是女性必经的自然生理变化过程，不是病理现象，以积极的心态适应这一变化，不必担忧、恐惧、焦虑，一般都能平安度过，心理治疗是主要组成部分。难以适应的可在医生指导下应用谷维素、维生素 B_1、更年康、佳蓉片等调整神经，失眠、心悸等可找医生对症治疗，当然更年期更应保持健康的生活方式，有利平安度过更年期。

2. 激素替代治疗

激素替代治疗主要是补充雌激素。

（1）慎用激素治疗的人群：患子宫肌瘤或子宫内膜异位症者；尚未控制的糖尿病及严重高血压者；有血栓栓塞性疾病史或血脂异常、血黏稠度高有血栓形成倾向者；已患有冠心病或 60 岁以上者，因为此种情况下，不再能发挥保护心脏的作用，反会增加心梗、中风等血栓栓塞的风险；患有胆囊疾病、癫痫、偏头痛、哮喘、高泌乳素血症者，及有乳腺增生、腺瘤等乳腺良性疾病或有乳腺癌家族史者。

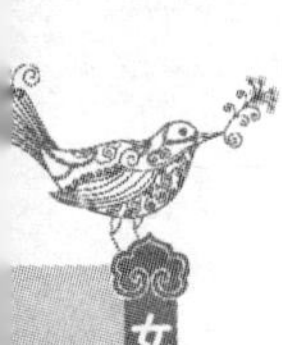

(2)禁用激素替代治疗的人群:原因不明的阴道出血或子宫内膜增生者;已知或怀疑患有乳腺癌、子宫内膜癌、黑色素瘤等雌激素依赖性肿瘤者;半年内患有血栓性疾病者;严重肝肾功能障碍者;患有血卟啉症、耳硬化症、系统性红斑狼疮者;患与孕激素相关的脑膜瘤者;患结缔组织病者;对激素类过敏或不能坚持按时随访者。

(3)适宜激素替代疗法的更年期女性:绝经症状严重而影响生活质量者,如血管运动功能不稳、严重心悸、阵发潮红、出汗、发热,有明显泌尿生殖道萎缩症状,有神经精神症状等。需防治骨质疏松者,应用激素 6 年以上,椎骨骨折发生率减少 50%,髋部骨折危险降低 25%。研究显示,冠心病高危人群,如高血压、血脂异常、糖耐量低或控制良好的糖尿病、抽烟、少动、有心血管病家族史等,长期补充雌激素,冠心病发生危险下降 35%～45%。

(4)激素替代疗法必须在医师指导下应用:因为性激素种类有雌、孕、雄三类,三者单用或联合使用视患者具体情况与目的而定。雌激素又分为天然、合成两大类,各有优缺点。给药途径有口服、皮贴、皮埋、涂抹等。应用时间也应遵医嘱,因为若只需缓解更年期症状,短期应用,达目的可停,通常半年到一年。若防治骨质疏松及退化性骨病,则需 5～10 年。若预防冠心病,得用 4 年。其间必须坚持随访,修改剂型、剂量,采取减轻或消除不良反应的措施等。

(二)外阴瘙痒

1. 常见原因

(1)慢性局部刺激:最常见的是更年期卵巢功能减退后,阴道自洁度降低,发生滴虫性、霉菌性等微生物感染性阴道炎,阴道排泄大量炎性分泌物,刺激外阴。绝经后女性,30%有阴道炎。此外如外阴温度过高、吃刺激性食物如辣椒、烟酒等,可使外阴充血、瘙痒加重。外阴不洁、内裤过紧,或穿化纤内裤,均会形成对外阴的慢性刺激。

(2)尿液、汗液、肛门分泌物的刺激。

(3)外阴静脉曲张:引起皮肤营养不良及神经末梢兴奋性的改变而发生瘙痒。

(4)继发于全身性皮肤病:如牛皮癣、脂溢性皮炎、慢性湿疹、扁平苔癣,或足等处的真菌感染。

(5)外阴皮肤的萎缩性变化(外阴干枯):外阴皮肤皱缩、硬化、变白,在此基础上易并发皮肤病变,进而刺激外阴处的皮肤神经末梢,产生顽固性瘙痒,反复瘙抓,继发慢性湿疹、单纯性苔藓样硬化、厚皮病,甚至发展为外阴血斑,形成恶性循环。与硬化性苔藓、外阴白斑病亦难鉴别。

(6)全身性疾病:如维生素A、B缺乏,糖尿病,白血病,全身变态反应如药疹、荨麻疹等,还有严重黄疸,均致全身皮肤包括外阴瘙痒。

(7)其他:因外阴局部用药或清洁剂,致外阴部受刺激,产生接触性过敏性皮炎。也有少数女性,外阴无明显异常,由于过分关注而产生精神神经性瘙痒。

2. 防治方法

(1)找出原因:祛除原因,治疗原发病。

(2)适当选用药物:瘙痒难忍不能入睡者,可以局部对因治疗的同时,加用镇静安眠药,或用中枢镇静作用较好的抗过敏药如扑尔敏(氯苯那敏)等。外阴白色病变,可涂丙酸睾酮油膏或黄体酮油膏。外阴鳞状上皮细胞增生,可涂氟轻松软膏。若久治不效,要考虑外阴白斑恶性变的可能,及早活栓,可疑者尽早治疗。外阴干枯考虑雌激素治疗,必要时手术。

(三)子宫脱垂

更年期女性有不同程度的子宫脱垂及随之产生的各种症状,认识与防治是必要的。

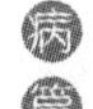

1. **原因及机理**

其一是分娩损伤。分娩时，支持子宫于正常位置的骨盆底肌肉、筋膜及附着于子宫的各韧带，遭受过度伸展、撕裂等损伤，致子宫位置下移。其二，产后盆腔各组织松弛，不能保持子宫体与阴道之间90～100度的角度，子宫后倾，若坐月子长期仰卧更加重子宫后倾，以致与阴道成一直线，促其下垂。其三，产后体质虚弱或营养不良，受损组织未能修复。其四，更年期子宫变小，其支持组织萎缩、弹性减退，更促进下垂。其五，产后参加重体力活动，久咳、便秘使腹压增加，亦是导致子宫下垂的重要原因。

2. **临床表现**

子宫脱垂由轻到重分三度，不同程度，临床表现与治疗方法各异。一度脱垂指子宫颈口位于坐骨棘和阴道口之间，其中轻者宫颈口距处女膜痕4厘米之内，重者抵处女膜痕。二度脱垂指宫颈已脱出阴道口，宫体未脱出或部分脱出阴道口。三度指子宫颈及子宫体均全部脱出于阴道口外。一度脱垂患者感腰骶部坠胀、疼痛，走路、负重或久蹲后症状加重。二、三度不仅坠胀，疼痛更严重，因宫颈长期暴露于阴道外，造成擦伤、炎症，行走、活动均痛苦。随着下垂的加重，阴道前后壁也膨出，常伴膀胱膨出，尿道变为弯曲，直肠也可随之膨出，造成排尿困难、尿频、尿失禁、大便困难等症状。混合脱垂物直径可达12厘米，因摩擦刺激，黏膜角化、变厚，血液循环障碍，摩擦严重处充血、水肿、发炎甚至产生溃疡，或形成阴道膀胱瘘，尿液流入阴道、外阴，痛苦不堪。

3. **防治方法**

首先是祛除原因，加强分娩及产褥期的保护，尽量减少组织的损伤。第二要加强产褥期营养，保证产后休息，不作重体力活动，产后每天做骨底肌的收缩放松锻炼，作“胸膝卧位”，即双膝跪在床上，胸部尽量贴紧床，以利子宫复位保持与阴道的角度。

第三，对一度脱垂可行保守治疗，如针刺百会穴，服补中益气汤，上子宫托，及时治疗咳嗽、便秘，防止腹压增加，避免挑重担或久站的劳动等。二度以上的脱垂，尽早手术为宜。

（四）子宫肌瘤

子宫肌瘤是良性肿瘤，主要由子宫平滑肌细胞增生而形成，故又称子宫平滑肌瘤，属女性常见肿瘤之一。原因不清，但大多认为与雌激素过多有关，所以 30～50 岁是高发年龄，但早期症状不明显，到更年期有明显症状才被发现。子宫体部肌瘤居多，与颈部肌瘤之比为 20∶1。肌瘤生长的位置不同，分为浆膜下、壁间、黏膜下三种，了解有关知识，以利早防治保健康。

1.常见症状

了解症状，便于自查自检早就医。

（1）月经改变：表现为月经周期缩短，经血量增多，经期延长或不规则阴道流血。

（2）白带增多：主要是黏膜下肌瘤，因瘤体大、营养供应相对不足，黏膜坏死发炎，而且有的黏膜下肌瘤有长蒂，将瘤悬吊在阴道内，瘤组织坏死、感染，产生大量炎性分泌物，呈脓血状、奇臭的白带。

（3）疼痛：下腹坠胀，腰背酸痛。肿瘤越大，疼痛越明显。

（4）腹部包块：浆膜下肌瘤，突出子宫体外，在腹腔，患者自己在下腹部常可扪及。有的浆膜下肌瘤的蒂断裂而肿瘤离开子宫，寄生在腹腔大网膜或肠系膜上，肿块更明显。

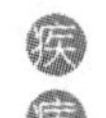

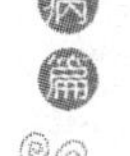

（5）压迫症状：肌瘤向前生长，压迫膀胱、尿道，引起尿频、排尿困难、尿潴留，继发泌尿道感染，尿频、尿急、尿痛明显而严重。向后生长，压迫直肠，致便秘、大便困难；压迫盆腔血管及淋巴管，引起下肢水肿。

（6）其他：因阴道流血多，致继发性贫血、面色苍白、心悸。子宫肌瘤常伴卵巢水肿、充血或囊泡样变，使输卵管发炎、闭塞，引起不孕。

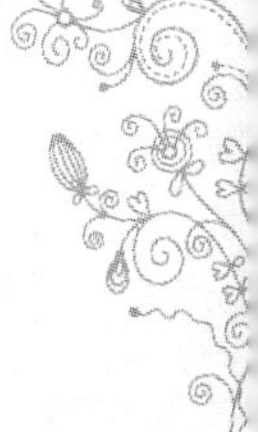

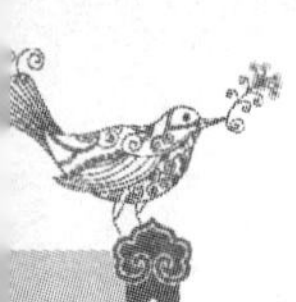

2. 防治方法

首先，要熟知子宫肌瘤的症状，若出现上述症状一至多项，应想到可能是子宫肌瘤，及时到医院诊治。第二，要明确子宫肌瘤的生长与卵巢功能密切相关，若已45岁上下年龄，肌瘤不仅没有明显症状，又阴道出血不多，大小如三月妊娠(鹅蛋大)，则无需治疗，绝经后肌瘤就会停止生长且日渐萎缩。即使年龄较轻，若无明显症状也可暂不治疗，但要注意观察，每1～3月，顶多半年复查一次。在观察中若症状加重，发现肌瘤迅速增长，应及时治疗，因为子宫肌瘤有0.5%可恶变为肉瘤，也可发生红色性变、玻璃样性变等继发性变化。第三，需要治疗时应到正规医院用睾酮等保守治疗，或放射治疗，必要时手术切除，切莫轻信宣传，进入商家的欺骗陷阱。

(五)宫颈炎及宫颈结核

宫颈炎是妇科最常见的疾病，占妇科门诊总数的40%～50%。病原体最常见的是淋球菌及沙眼衣原体，其次为一般化脓菌如葡萄球菌、链球菌、大肠杆菌及滴虫、真菌等。病原体为结核杆菌者，称宫颈结核。宫颈炎有急性、慢性之分。急性多为人工流产、诊断性刮宫时病原体进入宫颈损伤部位而发生的感染。慢性多由急性治疗不彻底演变而来，分为宫颈糜烂、宫颈肥大、宫颈息肉、宫颈管内膜炎、宫颈腺囊肿等类型。

1. 宫颈炎的症状

急性主要症状为阴道分泌物增多，呈黏液脓性，或混有少量血，常伴腰酸及下腹坠胀，偶有外阴瘙痒、灼热感及尿频、尿急，少数患者有性交痛，体温升高。慢性宫颈炎的主要症状是白带增多，当炎症由宫骶韧带扩散至盆腔时，可有腰骶部疼痛、盆腔下部坠痛，不少患者有性交后血性白带或接触性出血，也可有性交痛。

2. 防治方法

首先，要注意性卫生，性交不要过频，至少间隔一周，性交前双方都要清洗外生殖器，不能有一个以上的性伴侣。第二，要注意经期卫生，因为月经期雌性激素暂时低，阴道自洁能力差，宫颈口微张，生殖系统防御能力明显下降，经血又是微生物的良好培养基，故月经期易感染发生宫颈炎，此期间千万不能性交，每天清洗外阴两次左右。第三，便前要洗手，手纸要保持清洁无污染，大便后擦肛门要养成由会阴部向后的习惯，以免将粪中的大肠杆菌带入阴道，宫颈受污染。第四，内裤应选全棉的，勤换洗。第五，发现白带多，有异味，有性交出血，应及早检查。如发现宫颈炎，及早治疗。宫颈糜烂用冷冻或激光很易治愈，宫颈息肉及早摘除，并注意将蒂一起摘除。对于宫颈结核，必须抗结核治疗，需时较长，应配合医生。

（六）子宫颈癌

本病多见于 40 岁以后的已婚妇女，早婚、多次生育、子宫颈炎与撕裂及免疫功能低下是主要原因。有宫颈糜烂的，发生宫颈癌的概率是无宫颈糜烂者的 5～10 倍。人乳头瘤病毒（HPV）感染在宫颈癌中占 90％，吸烟、有淋病、尖锐湿疣等性病史、配偶有前列腺癌，也是易患因素。

1. 分类

子宫颈阴道部表面覆盖鳞状上皮细胞，而子宫颈管部表面为柱状上皮细胞，所以子宫颈癌因发生部位不同，分为两大类：一为鳞状上皮细胞癌，95％属此类；另一为腺癌，发生在子宫颈管部，由柱状上皮细胞或子宫颈部的腺体演变而成。子宫颈鳞状上皮细胞癌分为原位癌（鳞状上皮某一部分癌变，与邻近正常细胞分界明显）、浸润癌两类。浸润癌迅速发展，分为结节型（癌向子宫颈深部浸润，使宫颈肥大，表面完整，或光滑，或有浅溃疡）、溃疡型（边缘硬、底部凹凸不平的深溃疡）、菜花型（癌组织

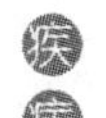
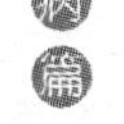

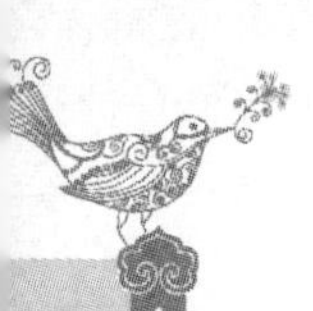

向阴道内增生，呈菜花状，极脆弱，易脱落出血）。

2. 诊断及分期

（1）早期筛查方法：对婚后3年至65岁的女性，应每年筛查一次，连续两次正常，可延至3年一次；连续两次人乳头瘤病毒（HPV）检测阴性，可延长间隔5～8年。内容为宫颈刮片细胞单检查，以TBS系统方法为好，假阳性率及假阴性率都低；HPV的检测，阳性者患宫颈癌的机会是HPV阴性的250倍；阴道镜检查及宫颈管搔刮术，对前两种方法查出可疑者，可用10～40倍或180～200倍的阴道镜检查，诊断癌的价值较高；最可靠的是活体组织切片，它对早期发现及晚期确诊均是权威依据。

（2）分期：国际分期法分为五期：0期，即原位癌；第一期，癌仅限于子宫颈部，子宫活动未受限；第二期，癌越出子宫颈，浸润到子宫旁一侧或双侧结缔组织，向下侵入阴道但未抵达阴道的下1/3，子宫活动受到一定限制；第三期，癌浸润已达骨盆壁及阴道下1/3，子宫完全或近乎完全固定；第四期，癌瘤已延及膀胱或直肠，或已转移至骨盆以外的器官。

3. 防治方法

主要是预防宫颈炎，及早治疗宫颈炎；及时治疗生殖系统的感染，如梅毒、滴虫、病毒感染；避免主、被动吸烟，加强营养；有性生活女性坚持每半年至一年定期妇检。发现原位癌及早行宫颈锥形切除或子宫全切术，并定时复查。若已达浸润癌，应行广泛性子宫切除加盆腔淋巴清扫，术后根据病理检测结果，适当辅加放、化疗，中药全身调理，提高免疫功能也很重要。接种人乳头瘤病毒疫苗是预防宫颈癌的新而有效的方法。

（七）功能性子宫出血

凡阴道不规则出血，经检查不能发现全身疾病原因，亦不能发现明显的生殖系统器质性病变，往往是因为卵巢功能衰退，下丘脑-垂体-卵巢轴功能改变，卵巢周期失常，导致子宫内膜增生过长或不规则剥脱，发生阴道不规则出血，称为功能性子宫出血。

1. 临床特点

(1)子宫出血：出血量多，出血时间长短不一，可达数月不停，或仅数日，此类多见于绝经前后卵巢功能趋于衰竭的女性，多不排卵，称无排卵子宫出血，又称子宫内膜增生过长。它区别于生育旺盛期的子宫内膜不规则剥脱(排卵性出血)，后者只是经期延长的量多但规则的出血。

(2)子宫变化：子宫无明显器质性病变，但略增大，质较软，子宫内膜过度增生或不规则剥脱。

(3)激素变化：子宫出血的直接原因是卵巢功能失调，导致子宫内膜增生过度(医学上称过长)。内膜不规则剥脱只占10％～17％。

(4)贫血症状：由于大量子宫出血，产生头昏、心慌、心率增快，及皮肤、指甲、唇苍白，软弱无力等贫血症状。

2. 防治方法

(1)一般性防治：保持稳定情绪，消除一切不良刺激，注意补充营养，尤其是蛋白质、维生素、铁制剂、钙，贫血严重者输血，血量多应给镇静剂，使保持静养。

(2)特殊治疗：首先止血，可用刮宫术，50％患者经刮宫后可恢复正常月经。刮宫不仅能止血，还能送病理检查，利于确诊，检出或排除子宫内膜癌等病变。止血还可用内分泌治疗，如孕激素内膜脱落法、合成激素内膜萎缩法、睾丸素对抗雌激素治疗、甲状腺素治疗(可促进雌激素的分解与排泄)。其次，对上述疗法效果不明显或反复发作、年龄较大已近绝经者，可考虑切除子宫。第三，可进行放射治疗，在宫腔内放置镭锭，烧毁子宫内膜，并使血管硬化，达止血目的。第四，可配合中药全身调理，还可食疗，如地黄粥、参花乳鸽汤(西洋参 5 克，黄芪 15 克，乳鸽一只)、马齿荠菜汤(将马齿苋、荠菜加水煎汤调味食用，可凉血止血)。

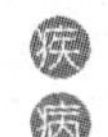

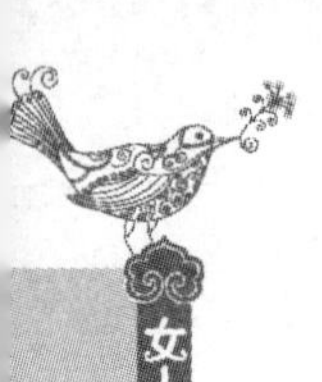

（八）乳腺癌

乳腺癌是女性常见恶性肿瘤。调查显示，1981～1992 年，发病率增长了 35%左右，1991～2000 年，死亡率增长了近 40%。高发年龄为 35～65 岁。男性乳腺癌发病率仅为女性 1%。未经治疗的自然生存期约为 26.5～39.5 月，但若早治，五年生存率在 85%以上，手术及放化疗后活三十年以上的也不罕见。

1. 乳腺癌的易患人群

(1)高危险人群：以下人群罹患乳腺癌的机会是一般人四倍以上，包括一侧乳房患过乳腺癌者、有停经前患过双侧乳腺癌家族史者、乳房切片有不正常细胞增生者。

(2)次高危险人群：罹患乳腺癌机会为一般人 2～4 倍。她们是：母亲或姊妹得过乳腺癌，30 岁以后生第一胎者，未生育者，肥胖或停经后肥胖者。据研究，肥胖女性患乳腺癌机会及患子宫内膜癌机会是一般人群的 8 倍。

(3)略高危险人群：罹患乳腺癌机会是一般人的 1～2 倍。她们包括：中量饮酒，初潮在 12 岁以前，停经在 55 岁以后，受教育程度较高。

(4)可能危险因素人群：包括口服避孕药，更年期应用激素替代治疗，放射线刺激，不健康的生活方式，精神因素，主动或被动吸烟以及三手烟的危险。

2. 乳腺癌的好发部位

乳腺癌发生在外上象限最多，次为中心部位。自查应重点查好发部位。

3. 乳腺癌的分期及预后

(1)0 期：指非浸润性血管癌或小叶原位癌。此时手术，存活率在 93%以上，预后最好。

(2)Ⅰ期：肿块≤2 厘米，无腋下淋巴结或远处转移，五年生存率 85%～93%。

(3)Ⅱ期：肿块增大达 2～5 厘米，可扪及结节，伴 3 个以内锁骨上或腋下淋巴结转移，五年存活率 66%～81%或更多。

(4)Ⅲ期：肿块>5 厘米，有多个淋巴结转移，但无远处转移，五年生存率 41%～49%。

(5)Ⅳ期：肿块与淋巴转移状况同Ⅲ期，但有远处转移，五年生存率 10%～20%。

从以上分期及预后可看出，越早治，预后越好，生存时间越长。此外，预后与患者年龄有关，小于 30 岁及大于 50 岁的患者预后较差。预后与癌瘤的性质也有关，无浸润的导管癌预后很好；有浸润的类癌、肌上皮癌、黏液性腺癌等恶性程度不高，生长慢，长期在局部，利于切除，一般五年生存率 60%～70%；预后差的有浸润性的小叶癌、炎性乳癌、印戒细胞癌、浸润性导管癌、化生性癌等，但若及早正规治疗，五年生存率也可达 60%左右。

4. 如何早期发现乳腺癌

关键是经常自查，定期到医院检查，早发现、早治疗以提高生存期。一般乳癌生长较慢，经 6 年生长，直径才达 1 厘米左右。直径 2 厘米以上，自己才容易摸到，所以还需到医院检查，尤其是高危、次高危人群，35 岁就应开始每年到医院查。早治不仅死亡率低，30%可保留乳房，对患者美观与心理都好。

(1)如何进行乳房自查：每月在月经来潮后第 9～11 天是自查最佳时间，因此时雌激素对乳腺的影响最小，乳腺处于相对静止状态，容易发现病变。月经不规则者，可于固定的日期自查，进行对比。检查步骤是：先对镜查看两侧乳房是否对称、等大，两侧乳头是否回缩、内陷，若有则有乳癌可能；再看乳头、乳晕有无糜烂，乳房皮肤有无红肿或橘皮样变及酒窝征，若有就有乳腺癌可能；接着对双乳触诊，将第 2～4 四个手指并拢，用指腹以顺时针方向，依次对四个象限及中心进行扪诊，千万不要抓捏，以免将皮下组织当成肿块。触摸乳房每一部位后，再摸双锁骨上窝及双腋下有无肿大的淋巴结。自检体位可坐或立，卧位则在背部垫一枕头最易摸到。凡在以上部位扪及结节，尤其是无痛、

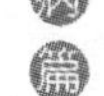

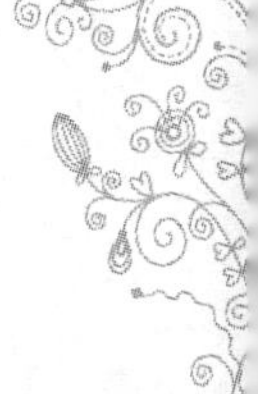

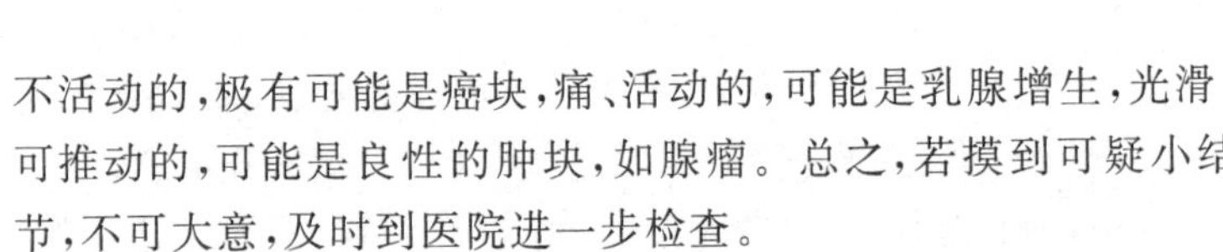

不活动的，极有可能是癌块，痛、活动的，可能是乳腺增生，光滑、可推动的，可能是良性的肿块，如腺瘤。总之，若摸到可疑小结节，不可大意，及时到医院进一步检查。

(2)医院早期检测手段：钼钯X照相可拍出小于2厘米自己难摸出的肿块，用X线照射毛发衍射环，图案中出现多余的衍射环为早期乳腺癌表现。此外有超声显像、热图像、近红外线扫描、CT检查、磁共振、降钙素测定、血清铁蛋白测定，及雌激素受体、孕激素受体检查，脱落细胞单检查，可疑肿块穿刺吸收细胞单检查，肿瘤标志物检查，如癌胚抗原(CEA)、多种肿瘤标志物检查(C12)、组织多肽抗原(TPA)、α-L-岩藻糖苷酶(AFU)，对乳癌都较敏感。最准确的是病理切片检查。

(3)认识癌前病变，抓紧治疗：如多发性导管乳头状瘤、乳腺囊性增生症、乳腺异型小叶、乳腺不典型增生、肌上皮瘤、叶状囊腺瘤，虽不是癌，但属癌前病变，不可轻视，应遵医嘱积极治疗。必须提到的是，即使是乳腺增生，发生在更年期尤其是绝经后，也有癌变可能，应停止激素治疗，每3个月做一次近红外线扫描，直到正常为止，否则应进一步检查。

5. 如何降低患乳腺癌风险

(1)防止肥胖或超重：超重44～64磅，患乳腺癌风险增加56%；超重88～108磅，患乳腺癌风险升高2倍；绝经后变得肥胖，患乳腺癌风险至少增加50%。

(2)坚持体育锻炼：经常锻炼者患乳腺癌风险比偶尔锻炼者低20%。

(3)控制饮酒：饮酒量越多，饮酒年数越多，患乳腺癌风险越高。嗜酒者，可使风险增加2倍。

(4)避免激素替代疗法：联合使用雌孕激素达五年者，患乳腺癌风险增加28%；60岁女性，若无家族史，患乳腺癌风险仅为3‰，如果应用激素则上升至3.8‰。

(5)多食豆类及其制品：一项对7.3万女性进行长达七年的研究发现，摄入豆类多的女性，与几乎不食豆类女性比较，患乳腺癌风险低 60%。

(6)多食蔬菜:多食蔬菜不仅降低乳腺癌发生风险,即使已患乳腺癌,多食蔬菜,亦可减少多发癌即患另一癌的概率。

(7)饮用绿茶:对 2000 名女性研究发现,常饮绿茶,降低患乳腺癌风险 40%。

(8)戒烟:吸烟女性患乳腺癌风险高 20%,长期接触二手烟,这种危险高出 70%。

(9)限制饮食:最好不吃汉堡、炸薯条等油炸食品及高脂、低纤维食品,限制高糖食品、红肉类,尤其经高温加工含防腐剂的肉制品,少吃腌制的食品。

6. 乳腺癌的治疗原则

第一,尽早手术切除。第二,根据肿块大小、性质、淋巴转移情况辅以放疗、化疗,一定要配合医院正规治疗,切莫听信宣传或"别人经验"自寻"捷径",这样往往错过治疗时机或上当受骗。第三,术后要按医嘱进行内分泌治疗,如三苯氧胺,价廉,可抑制癌细胞生长,防止复发,一般要用 3~5 年,具体要根据定期复查肿瘤标志物、肺部、相关淋巴结、子宫内膜厚度等各方面综合考虑,由医师决定,切勿自行停药。第四,适当应用中药及免疫调节剂,增强免疫功能。

(九)子宫内膜癌

子宫内膜癌起源于子宫内膜腺体,又称子宫体癌,是女性生殖器三大恶性肿瘤之一,占女性生殖系统恶性肿瘤 20%~30%。近年因生活水平提高,肥胖、高血压、糖尿病发生多,以及滥用雌激素,导致该病发生率呈上升趋势,所以认识它,及早防治很重要。

1. 危险因素

高龄(高发年龄为 55~61 岁)不育占 27.6%,初潮早:危险性增加 2 倍,绝经延迟:正常平均绝经年龄为 48 岁,50 岁以上绝

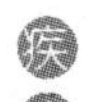

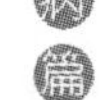

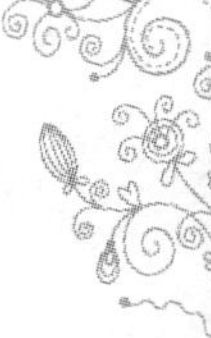

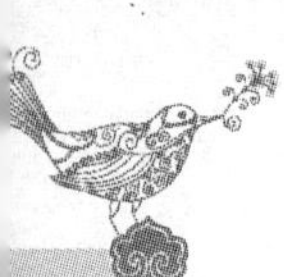

经者发生子宫内膜癌占 57.6%，绝经延迟者患病机会大于正常绝经者 2.4 倍，患糖尿病：发生子宫内膜癌危险性增加 2.8 倍，患高血压：发生子宫内膜癌危险增加 1.8 倍，肥胖症：超出正常体重 9～20 公斤者，危险性增加 3 倍，超出 20 公斤以上者，危险性增加 10 倍，多囊卵巢综合征及分泌激素的卵巢肿瘤患者易发生子宫内膜癌，单用雌激素替代治疗，子宫内膜癌危险增加 4～10倍，长期服用三苯氧胺超过五年，其危险性增加 7.5 倍。

2. 临床表现

早期为持续性或间断性阴道流血，未停经者则表现为月经紊乱，同时阴道有血性、浆液性或浆液性较多的阴道分泌液。晚期明显消瘦甚至恶病体质，极度贫血。

3. 防治措施

一为排出易患因素。二为定期体检，每年做一次子宫 B 超，当子宫内膜厚度大于 5 毫米或不对称增厚，或子宫增大，应分段诊刮作内膜活检，或宫腔镜检查。三为一旦确诊及早手术，视情况辅加放、化疗及内分泌治疗，增加营养及全身免疫力。

（十）卵巢肿瘤

卵巢肿瘤较为多见，它既有真正新生物，又有卵巢生理性肿大，所有良性、恶性，还有介于二者之间的畸胎瘤，它在人体内，部位深，体积小，组织复杂，种类多。早期几乎无症状，原因不明，所以难于预防与早期发现。各种肿瘤大小不一，最大的可达 150 公斤。发病年龄 20～50 岁之间，但畸胎瘤 10 岁发病者不少，发病年龄晚的多为恶性，称卵巢癌。卵巢肿瘤良恶性之比为 9∶1。卵巢癌与宫颈癌、子宫内膜癌共为女性生殖器常见三大恶性肿瘤，但发病率较低些，居第三位，高发年龄是 50～60 岁。

1. 如何做到早期发现卵巢癌

第一，经常自查，排空大小便后触摸下腹部某侧有无异常包块。第二，更年期开始勤做妇科检查，因卵巢癌生长快，每半年至一年做一次妇科检查及盆腔B超。第三，提高警惕，如再现不明原因乏力、消瘦、气短、腹胀、尿少、月经失调及轻度胃肠症状，尽快到医院检查。如有绝经后阴道出血，也可因卵巢癌引起，应尽早到医院。

2. **卵巢瘤治疗**

良性肿瘤亦应及早手术切除，否则蒂扭转是急腹症，严重影响健康，增加治疗难度。恶性癌更应尽早手术切除，即使晚期，手术也有意义，利用化疗。

（十一）多囊卵巢综合征

多囊卵巢综合征（PCOS）发病原因不明。许多研究认为与体质有关，由饮食结构不合理、多糖少动，致胰岛素代谢异常、胰岛素抵抗。长期研究显示，PCOS患者糖耐量减低和2型糖尿病的发生比普通人群高5～10倍，还合并高血压、冠心病。PCOS症状有：月经稀少（一年少于6次）或闭经，原发性闭经占5%，继发性闭经占51%～77%，不孕占74%，多毛占69%，肥胖占41%，卵巢增生占50%～75%，为双侧对称性多囊性增大2～4倍，常合并有糖尿病、高血压、冠心病，这对更年期女性健康危害更重。诊断靠B超查卵巢，及在月经第3天抽血查雌激素及黄体酮，若升高，对本病诊断有意义。PCOS治疗需合理饮食，适当运动，减轻超重的体重，应用促排卵药，应用胰岛素活化剂。用腹腔镜卵巢手术，术后一年怀孕率可达60%～80%。对不打算生育者，口服避孕药可起到良好调经结果。注意，PCOS因长期不排卵，会增加患子宫内膜癌机会，对血糖高、血脂异常、冠心病等都应关注并积极治疗。

（十二）阴道炎

更年期尤其是绝经后，阴道炎因雌激素的减退使阴道酸度降低、抵抗力下降而容易发生。主要表现为阴道分泌物增多、外阴瘙痒、灼热感。病原体不像育龄女性以霉菌、滴虫多见，而是

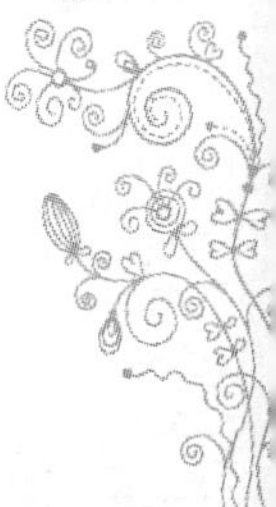

以大肠杆菌、葡萄球菌多见。治疗方法是：首先，增加阴道酸度，每天用1%乳酸溶液或0.1%～0.5%醋酸溶液冲洗阴道。第二，注意个人卫生，每天用温水加少许醋清洗外阴及换纯棉内裤，勿乱用消毒杀菌液或肥皂，以免刺激皮肤，加重外阴干燥致瘙痒。第三，局部对症治疗，可用洁尔阴、聚维酮碘等洗液冲洗阴道，然后将甲硝唑阴道泡腾片放入阴道深部，7～10天为一疗程。第四，局部激素治疗，雌激素局部应用为妥，常用雌三醇乳膏(欧维婷)或胶囊，既有效，促使阴道上皮细胞正常化，恢复阴道正常菌群及酸度，又不会产生口服激素对全身的不利影响。阴道给药开始每晚1次，两周后逐渐减少至每周2次。第五，多食豆类及其制品，以补充植物雌激素，适当服用维生素 B_1。

(十三)子宫内膜异位症

子宫内膜样组织出现在子宫内膜以外的地方，而引起一系列病理变化及临床表现者，统称子宫内膜异位症。它是40岁以上女性常见的妇科病。原因至今不明，据近年研究，可能与免疫功能及遗传因素有关。子宫内膜异位分为两大类，位于子宫肌层者，称内在性子宫内膜异位症，位于盆腔及身体其他部位者，称外在性子宫内膜异位症。外在性以卵巢、宫骶韧带、子宫直肠陷凹受累最多，也可出现在直肠、膀胱、腹股沟、鼻腔、肺脏，手术后常发生于腹腔及刀口。

1. 常见症状

最多见不孕，约占70%。约40%的前经为主要症状，且多数为继发性、渐进性。月经异常，包括经血量过多或经期延长均多见。性交痛也常见。其他症状因子宫内膜异位部位不同而异，比如月经期大、小便痛，有血尿、血便等症状，是来源于膀胱、直肠的子宫内膜异位，而异位于鼻腔、肺脏的病例，则月经期流鼻血、咳嗽咳血，位于刀口者在经期刀口出现小血肿并很痛，位于盆腔、腹腔时，引起相应部位许多组织粘连，经期产生盆腔或腹腔病变部位的疼痛。

2. 诊断及治疗原则

诊断主要靠妇科内诊、妇科超声以及腹腔镜。若仍查不出，可用膀胱镜、直肠镜、陷凹镜等，以明确有关部位的病变。经期或每月定期咳嗽、咯血者可做肺部X线或CT检查。对本病最有效的治疗原则是：首先，早诊断，早治疗，对患者来说，要提高警惕，早就医。其次，尽早手术清除病灶，然后辅以避孕药或黄体素，因手术后5年复发的机会高达40%，故术后要跟踪检查并服药治疗。

二、更年期常见妇科外疾病的防治

（一）沉默的杀手——动脉粥样硬化

1. 概述

动脉硬化是多因素形成的动脉退行性与增生性病变，以管壁非均匀性增厚、血管壁变硬失去弹性为特征。动脉粥样硬化是动脉硬化中最常见的种类，其特点为受累动脉内膜有类脂质沉积，血小板及红细胞的聚集，血管内膜及中层均逐渐退化、钙化，甚至骨化。主要累及大型及中型的肌弹力型动脉，以主动脉、冠状动脉、脑动脉最多见，也常累及下肢及腹腔大动脉，常致患处管腔狭窄或闭塞，及管壁破裂出血等严重后果，常致猝死或残疾。

2. 动脉粥样硬化的易患人群

血脂异常、高血糖、高血压、少动、吸烟、脑力活动紧张、长期有紧迫感的工作者，经常进食高热（谷类）、高脂肪、高蛋白和高盐者；男性较女性易患；年龄越大，动脉硬化发病率越高；肥胖者伴有一系列代谢及生理紊乱，并使外周组织及脂肪产生胰岛素抵抗，结果引起脂质代谢紊乱，促进动脉粥样硬化。

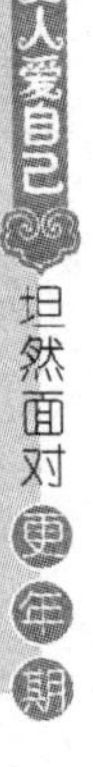

3. 动脉粥样硬化的临床表现

因发生部位不同，产生相应的不同症状及体征。如主动脉病变，X线检查可发现胸主动脉伸长，主动脉弓向上耸起并向左突出；冠状动脉硬化，产生一系列冠心病症状，如心律失常、心绞痛、心肌梗死、猝死等；脑动脉硬化，发生头昏、头痛、记忆力下降、注意力不集中、脑萎缩、思维迟缓、血管性痴呆、缺血性或出血性中风；肾动脉硬化，致肾功能下降，夜尿多；下肢动脉硬化，产生间歇性跛行，严重者下肢坏疽；上肢动脉硬化，发生雷诺氏病；腹腔动脉硬化，引起急性腹痛。

4. 动脉粥样硬化的防治方法

从儿童期开始，要坚持健康的生活方式，避免易患因素，定期体检，发现异常及早治疗，这是总原则。尤其要坚持合理膳食，少吃或不吃油炸的及含反式脂肪酸(氢化植物油)的食品，坚持适量运动，戒烟，限酒，注意补充维生素 B_6、B_{12}、叶酸、抗氧化的维生素C及E。此外，针对发病机理应用药物，对动脉粥样硬化的一、二级预防治疗是必不可少的。

(1)减少血小板聚集：目前常用的抗血小板聚集的药物有阿司匹林、氯比格雷(波立维)、噻氯吡啶、双嘧达莫(潘生丁)及阿司匹林与双嘧达莫的复合制剂等。阿司匹林，应用历史悠久，安全有效，价廉物美。

(2)调节血脂：调节血脂的药有他汀类、贝特类、烟酸、胆酸螯合剂(常用的有考来烯胺4～16克/天分三次服，考来替泊5～20克/天分三次服)、胆固醇吸收抑制剂(依折麦布)，其他如普罗布考、Ω-3脂肪酸等。以上各药，视血脂异常的种类及病情，可单独选用，也可联合应用。他汀类应用最为广泛，如洛伐他汀(来适可)、普伐他汀(普拉固，美百乐镇)、辛伐他汀(舒降之，辛可，新达苏)、阿托伐他汀(立普妥，阿乐)、瑞舒伐他汀(可定)等，已成为世界公认的、研究最为深入、机理最为明确、功效最为肯定、副作用相对少、轻的调脂药。他汀类药物既能调血脂，又能抗炎。一般每日服10～20毫克可降总胆固醇脂30%～40%，降LDL-L18%～55%，升HDL-C5%～15%，但各种药必须在医师指导下应用，并定期复查(一般3～6月)肝肾功能及血脂等，遵医嘱续用，或停用，或换药。现在市场上声称调脂通血管的中药、中西兼有的药、形形色色的保健品很多，请详询成分，慎重的在医师指导下选用，防止花了钱又效果差，贻误病情。

(3)防止高同型半胱氨酸血症：这是心脑血管病，即导致动脉硬化的新的杀手，它是红肉类(猪、牛、羊)及鸡蛋的蛋白质在消化过程中产生的副产品(甲硫氨酸)转化而成的。正常情况下，甲硫氨酸与维生素B_6结合，经分解反应，生成无毒的胱硫醚由尿排出人体。但若人体内维生素B_6、B_{12}或叶酸缺乏，就产生高同型半胱氨酸血症，并进一步与低密度脂蛋白形成复合物，最终促进动脉硬化斑块形成。针对这一机理，防治方法是少吃上述蛋白质，多运动，适当补充维生素B_6、B_{12}及叶酸。

(二)慢性杀手——高血压病

高血压病又称原发性高血压，原因不清，但已知属于生活方式病，它的发生有关因素包括：高龄，肥胖或超重，高血压病家族史，长期摄取高脂肪、高蛋白、含盐过多的食物，吸烟，精神紧张，生活和(或)工作压力大，负性情绪等。随着生活水平的提高，高血压发病率明显上升。据2009年修订高血压防治指南专家会议报道，我国现在至少有2亿高血压病患者，且知晓率、治疗率、控制率都处于较低水平，分别只有30%、25%、6%。高血压病损害心、脑、肾等靶器官，危及健康甚至生命。高血压病早期没有明显症状，或仅有轻微头痛、头晕、失眠、注意力不集中，往往被患者忽视，直到出现靶器官损害，产生高血压性心脏病、左心室劳损、心悸、心功不全，或肾脏损害、多尿、蛋白尿，或出现高血压脑病、剧烈头痛、呕吐，或脑血管意外发生，到医院检查才知已是高血压Ⅱ级以上。这个过程要经几年、十几年或几十年，所以是慢性杀手。

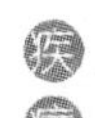
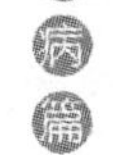

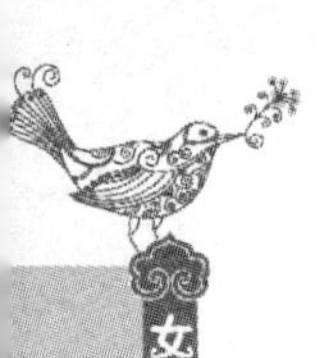

1. **老年高血压病的诊断及临床特点**

凡持续或三次非同一日血压测量收缩压≥140mmHg 和(或)舒张压≥90mmHg 就可诊断为高血压病,应开始生活方式及药物干预。若只收缩压高于正常则诊断为单纯收缩期高血压。因老人动脉硬化,脉压大,常常舒张压不高。老年高血压病的临床特点为:单纯收缩期血压增高,脉压大的患者多;血压波动性大;易发生体位性低血压(凡站立 3 分钟后血压值低于平卧位血压>20/10mmHg);晨峰高血压现象多,即早晨 6～10 时血压最高值与夜间血压平均值之差,收缩压高于 55mmHg 即为异常升高或晨峰现象;并发症多而严重,常有动脉硬化、脑卒中、冠心病、左室肥厚、心律失常、心力衰竭,及肾小球纤维化、萎缩,肾功能不全甚至衰竭。

2. **高血压病的防治**

(1)*坚持非药物治疗*:一旦诊断为高血压病,立即开始非药物治疗,包括健康的生活方式,戒烟,限酒,减肥,限盐(每日 6 克以下),减少总脂肪(每日含油 25 克以下)的饱和脂的摄入,多食水果蔬菜,坚持每天有氧锻炼。在药物开始治疗过程中,也可坚持非药物治疗。

(2)*治疗原则*:个体化原则;起始剂量小,逐渐增加达平稳,缓慢降压原则;应用长效药及联合用药原则,以达效果好、平稳而减少对血管的冲击、损伤;考虑副作用尤其是体位性低血压(α-神经阻滞剂可能引起)、刺激性干咳(ACEI 类可能对有些人引发)、下肢肿、心率快(钙拮抗剂可能引发)等,要注意观察,换选适合的避免副作用的药物。

(3)*治疗目标*:血压下降目标值一般在 140/90mmHg 以下,若能忍受还可以降得更低,尤其是兼患糖尿病、脑卒中,及属于高血压病高危、极高危的人群及肾损害的人,要求血压降低至 130/80mmHg 以下。但年龄在 65 岁以上者,收缩压不宜降得过低。维持收缩压 140～150mmHg,心脏血管风险最小,舒张压应在60mmHg以上，否则危险性增加。降压同时，要控制发生高血压的危险因素，要逆转靶器官的损害，最大限度地降低心脑血管病发病及死亡的危险。

(4)高血压的诊断分级

诊断分级表

级别	收缩压(mmHg)	/	舒张压(mmHg)
正常血压	<120	和	<80
正常高值	120～139	和/或	80～89
高血压	≥140	和/或	≥90
1级(轻)	140～159	和/或	90～99
2级(中)	160～179	和/或	100～109
3级(重)	≥180	和/或	≥110
单纯收缩压高	≥140	和	<90

(5)治疗高血压药物简介

治疗高血压药物有七大类，分别是利尿剂、α-受体阻滞剂(易致体位性低血压，老人慎用)、β-受体阻滞剂、钙拮抗剂(CCB)、血管紧张素转换酶抑制剂(ACEI)、血管紧张素受体Ⅱ拮抗剂(ARB)及各种复方制剂，它们各有优缺点，各有不同的作用机理及适应人群，也各有一定的副作用，且同一药物有很多商品名，必须经医师按病情选定后遵医嘱服用，并将使用结果、监测血管情况及时反映给医师，随时调整直至理想。复方制剂中，有些是中西结合，如复方罗布麻叶片、复方降压片及珍菊降压片等，成分常多达十余种，有的成分对某些人群有害，或虽有降压效果，但难达逆转靶器官损害等目标，最好勿自行购买服用，应请医生选定。比如，胃炎或胃溃疡者不适合用含利舍平的制剂，血糖高者不适合用含氢氯嗪的制剂，年龄大的不适合含可乐定、胍乙啶、哌唑嗪的制剂，以免产生体位性低血压，发生危险。

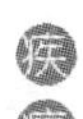

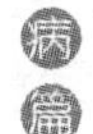

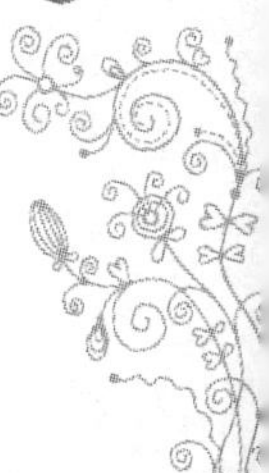

（三）冠状动脉粥样硬化性心脏病

冠状动脉粥样硬化性心脏病简称冠心病。因冠状动脉粥样硬化，血管管腔狭窄，致心肌缺血缺氧，导致一系列病理改变，故又称缺血性心肌病。目前它是危害我国老年人健康的第一杀手。报告称，我国每年死于心脑血管病达300万人，占全年总死亡人数的50%，平均每10～12秒有一人死于心脑血管病，这数字近年还有上升。随着冠心病的发病率上升，心力衰竭患病率提高，62岁以后，年龄每增10岁，心衰死亡率男性增27%，女性增61%。故而必须加强冠心病的一、二、三级预防。

1. 女性冠心病的危险因素

(1)年龄：冠心病发生年龄，平均女性比男性晚十年。在更年期前，由于雌激素的保护作用，女性很少发生冠心病，但在更年期后显著增多。绝经前，女性发生冠心病仅为男性1/10～3/10，55～70岁达高峰。

(2)超重及肥胖：肥胖与胆固醇含量正相关，与高密度脂蛋白量负相关，因而致动脉粥样硬化。而且女性即使进行中等量运动，升高密度脂蛋白(清除血管内血栓)的效果也没有男性好。故肥胖因素对心脏危害明显。

(3)雌激素水平下降：雌激素的减少导致高密度脂蛋白减少、低密度脂蛋白增加。一般来说，绝经前低于同龄男性，绝经后渐增，至51～60岁，超过男性。甘油三酯的升高，也比男性随年龄递增更明显，其结果加速动脉粥样硬化的速度，加重动脉粥样硬化程度。

(4)吸烟：吸烟使女性发生冠心病的危险增加5倍，若每日吸烟超过35支，则增加10倍。二手烟、三手烟(附着于室内的烟气)的危害也同样大。戒烟可提高生存率。

(5)高血压病：女性冠心病患者，40%～80%合并高血压病，高血压患者发生心肌梗死的相对危险性为正常人的3.5倍，且女性较男性血压升高的多。

(6)糖尿病：糖尿病可引发糖尿病性冠心病，糖尿患者群的心血管病发病率比年龄、性别相同的非糖尿患者群高2～3倍。冠心病住院患者中，有76.9%的人患糖尿病或糖耐量功能低下。而且糖尿病对女性发生冠心病的不利影响远高于男性，女性患糖尿病后发生冠心病危险增加3倍，而男性仅增加70%，且预防动脉硬化的难度更大。

(7)血清胆固醇增高：血清胆固醇高对冠状血管危害极大。调查发现，在最初血胆固醇为6.5～7.8毫摩尔/升的人群中，胆固醇值每减少1%，冠心病的发生率就下降2%。

(8)其他：包括高同型半胱氨酸血症，血管的损害、炎性病变，高敏C-反应性蛋白增高，高尿酸血症，酗酒，A型性格，久坐少动不坚持体育锻炼，进食食盐过多(超过每天6克)，摄入脂肪过多(超过每天25克)及摄入较多含高胆固醇的食品(红肉类，动物内脏，蛋类，阳性家族史等)。若一个人同时有五个危险因素，则发生急性心肌梗死的危险达80%。

2.冠心病急性发作的预兆

约60%～65%的患者，在急性心肌梗死发作前有预兆，表现为心前区闷、闭塞或压榨感，或绞痛，部位可不典型，出现在后背、左上臂，也有的在胸骨剑突下(俗称心窝)、右肋下或整个肝区，甚至表现为牙痛。另有些人表现为形形色色的心律失常。有些人原有心绞痛，若发作的频度增加，疼痛时间延长，程度加重更为剧烈，含硝酸甘油的反应不如以前有效甚至不能缓解疼痛，伴有不自主地出汗，不明原因的头晕、恶心或其他胃肠不适，焦虑，极度呼吸困难，这些预示急性心肌梗死发生。

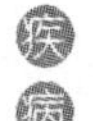

3.冠心病急性发作诱因

过度精神疲劳，焦虑或精神创伤，情绪激动(过喜、过悲、愤怒等)；各种原因致血压大幅下降，饱食后或食用大量高脂食物后；过度用力，包括运动量过度、突然负重、用力不便等，使心肌需氧量增加，冠状动脉本已狭窄，难以满足心肌因负荷加重对

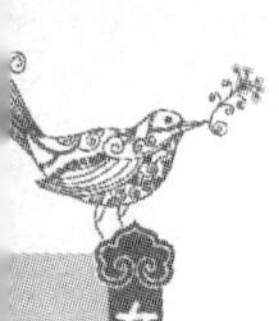

血、氧的需要而发病；突然停用β受体阻滞剂类药物。在以上五项诱因中具有一项，再加两项预兆，则提示急性心梗可能。

4. 冠心病的预防

冠心病植根于幼年，发展于青年，发病于中老年，所以预防应从幼年开始，始终坚持健康的生活方式，这是既重要也不用特殊花钱的好方法，是第一位的措施。第二，要熟记危险因素，除年龄外，都是可以也应该尽力避免的。第三，要熟知发作预兆，当出观预兆，立即舌下含服一片硝酸甘油，一般数秒至数分钟症状缓解。若经 20 分钟还不能缓解，可再含一片。用硝酸甘油作用仅能维持半小时，同时应口服单或双硝酸异山梨醇酯，如消心痛、索尼特、欣南等，这类药口服半小时后才发挥作用。要长期服用单或双硝酸异山梨醇酯，每服三月交换，可避免产生耐药性。第四，要避免诱发因素，做到情绪稳定，乐观泰然，淡定处理事物，防止便秘及用力大便，每餐七八分饱。第五，经常服用维生素 B_6、B_{12} 及富含叶酸类食品，以调节同型半胱氨酸代谢，使其不会升高。第六，需长期进行病因治疗，即防治动脉粥样硬化。若健康生活方式还不能达到理想，应适当应用药物。比如减少血小板聚集，每天晚饭后服用肠溶阿司匹林片三片(75 毫克)，或拜阿司匹林一片(100 毫克)，按医嘱选用调血脂药。更年期女性宜遵医嘱补充雌激素。

5. 冠心病的治疗

冠心病临床分级及临床表现多样，症状轻时患者往往忽视，一旦急性发作，需住院抢救，必须及早，否则致猝死，所以预防是关键。治疗包括药物治疗，如溶栓治疗、扩张血管、抗血小板聚集及调脂、营养支持等；介入治疗，如球囊扩张(PTCA)、置入裸体支架或药物洗脱支架；手术治疗，如切断堵塞血管、置入自体血管的“搭桥”手术。

(四)脑血管病

脑血管发生粥样硬化，脑血流量减少，产生各种症状形成脑血管病。脑组织所需营养较全身任何组织都多，脑需氧也很大，每百克脑组织在1分钟内耗氧10毫升，为心脏耗氧量10倍。大量的氧与营养靠血液循环供应。供应大脑的血管很多，主要有颈动脉、椎-基底动脉、脑底动脉环，这些血管又形成侧支循环，以保障某一血管堵塞还能靠侧支循环供应。正常人每分钟全脑血流量高达750～850毫升，以维持大脑功能。若脑积液循环停止6～7分钟，或动脉血氧浓度减少36%～50%，人就昏迷，对脑血管病的抢救要抓紧黄金6分钟就是此因。脑中风是脑血管病的急性发作，分为缺血性、出血性两大类。缺血性中风包括短暂性脑缺血发作（TIA）、腔隙性脑梗死、脑血栓形成、脑栓塞，出血性中风包括脑出血、蛛网膜下腔出血。中风发作常猝然昏倒，不省人事，口眼歪斜，失语或口齿不清，半身不遂。

1. 脑血管病的病因

（1）心血管疾病：最常见高血压病，其次为脉管炎，包括结核性、风湿性、非特异性、血栓闭塞性脉管炎等，第三为心脏病，包括风湿性心脏病、心肌梗死、心房纤颤等。

（2）脑动脉瘤及血管畸形：常致蛛网膜下腔出血。

（3）血液病：见于白血病、血小板减少、血友病和原发性红细胞增多症。

（4）代谢障碍：如糖尿病、尿毒症、酸或碱中毒。

（5）感染：包括颅内感染，如脑炎、脑膜炎、蛛网膜炎；头颈面部感染；全身感染性，如肺炎、败血症、产褥热等。

（6）外伤：如颅脑损伤、产伤、妇科盆腔手术、长骨骨折脂肪栓进入脑血管、气胸或气腹空气栓塞脑血管。

（7）中毒：包括煤气（一氧化碳）、酒精、铅、镇静剂等。

（8）缺氧：各种原因引起缺氧，如溺水、窒息、麻醉意外、肺不张、呼吸衰弱、大出血或休克。

（9）青光眼：青光眼与高血压互相影响诱发，而青光眼急性发作可激发脑卒中，脑卒中也可导致青光眼急性发作。急性青光眼可并发高血压脑病或导致脑出血。

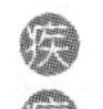

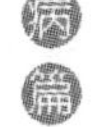

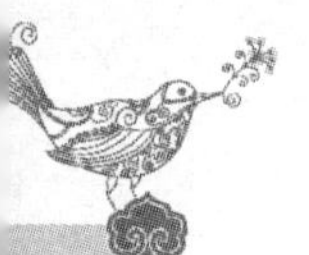

(10)颅脑肿瘤:肿瘤侵犯血管,引起脑出血,这叫肿瘤性卒中。

2. 脑血管病急性发作诱因

精神紧张,情绪激动,生活不规律,饮食不节,过度疲劳,用力过猛,包括用力排便,血压过高或过低,寒冷刺激等。

3. 中风的危险因素

(1)不可改变的危险因素:一为年龄,50 岁以后每增 10 岁,脑血管病发生危险增加一倍,80 岁以后有下降趋势。二为性别,一般男性中风概率比女性高 30%。三为地区,北方高于南方。

(2)可以改变或避免的危险因素:高血压病,动脉粥样硬化,各种心脏病,糖尿病,女性更年期后,不良生活方式(如饮食不合理,吸烟,酗酒,久坐少动等),急躁易激动,精神紧张及应激状态,肥胖,血脂异常,血黏度高,红细胞脆性增加,变形能力降低,血小板聚集,纤维蛋白原增高,血压过低,血流缓慢,颈动脉狭窄,中风史。

4. 卒中的预防

卒中一旦发生,非死即残,预防发作就很重要了,主要措施为以下几方面。

(1)捕捉中风先兆,及早诊治:中风之前大多有先兆,或称中风警报,或脑血管病的早期征兆,一旦发现 1～2 项就应及早做脑 CT 及其他相关检查,采取针对性治疗。它们包括:突然不明原因鼻出血,一般鼻血后 1～6 月 50%人会发生卒中;突然视物模糊,红视,黑蒙,一过性视力丧失,40%的人 5 年内中风;频频呵欠,约 70%卒中前 5～10 天频频呵欠;记忆力下降,注意力不集中;肢体麻木;困倦嗜睡,75.2%的人中风前半年内有此症状;头痛、头晕经常发生;舌疼,疼出现在舌根部及两侧缘;呛咳;经常流口水、嘴歪;突然语言不利,或听不懂别人的话,或失读(认识字但看不懂意思);由间断头痛变为持续性且伴恶心呕吐。

(2)重视小中风:小中风又叫短暂性脑缺血发作(TIA),是在脑血管病变的基础上，发生脑血管痉挛，加重脑动脉狭窄，导致突然头晕、黑蒙、出汗、软弱不支而欲昏倒等症状，但约经几秒至几分钟可自行缓解，传统认为是“良性、可逆性脑缺血综合征”，但现代研究发现，它具有严重中风的风险。在 TIA 发生后 7 天内续发卒中风险为 8%，30 天内为 10%，90 天内为 10%～20%，平均 11%。90 天内不仅 TIA 可复发，血管性死亡事件的总风险高达 25%。所以要认识到小中风可引起大麻烦，应及早诊治。

(3)积极治疗引发中风的各种疾病：前面列举了十种，此外，应经常检查，找出相关疾病及因素，积极治疗，消除。

(4)避免各种危险因素及诱发因素：这里特别提出需戒烟及控制高血压。吸烟增加高血压中风危险比单不吸烟者高 5 倍，比血压正常又不吸烟者高 20 倍。单纯高血压，脑中风危险比正常人高 2～4 倍。此外糖尿病会损伤血管壁。总胆固醇及低密度脂蛋白胆固醇、甘油三酯增高及血小板聚集都是严重病因，必须坚持治疗。

(5)每天坚持防中风“小动作”

①每天“空抓手”，早晚各抓 400～800 次，可防脑出血。

②摇头晃脑防中风：每天早、中、晚做头前、后、左、右的旋转运动三次，每次作 30～50 次旋转动作。

③擦颈发热中风少：擦颈按摩致局部发热，可促进颈部血管平滑肌松弛，减少胆固醇沉积，改善颈部血管供应。每天早晚用双手按摩颈部 4～8 分钟。

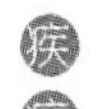

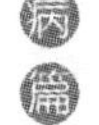

④耸肩防梗死：这可使肩部神经、血管、肌肉放松，活血通络，为颈动脉血流入大脑提供驱动力。每天早晚耸肩(上提、下拉)4～8 分钟。

(6)实行“大脑年轻计划”

您做到以下几点，既能保持大脑年轻，又能保持更年期靓丽，少发卒中。

①远离脑老化的敌人，包括煎炸熏制的含过氧脂质多的食

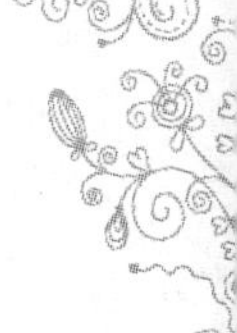

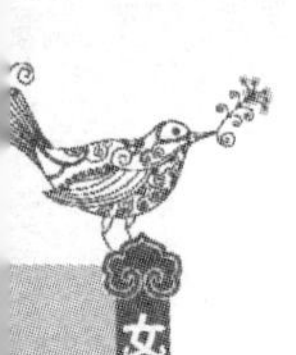

品，高脂多盐的食物，烟、酒的刺激，汽车尾气，膨化食品，炸油条，含糖精、味精过多的食物，蒙头睡觉，暴饮暴食。

②实行健脑三举措：勤用脑；多动手，手巧脑灵，可常做手指操，玩核桃或健身球，织毛衣，写字，绘画等；坚持健康生活方式。

③多吃天然“脑黄金”，它们是鱼类、金针菇、牛奶、黑木耳、银耳、牡蛎、鸡蛋、核桃、葡萄酒、全麦制品、糙米、海带。

(7)避免诱发因素，及早进行病因治疗：这一方面靠自己坚持治疗，同时要靠医院医师进行正规系统治疗，不可跟着广告走，不可轻信偏方、秘方。

5. 卒中治疗“快”字当先

卒中的治疗必须依靠正规大医院及早抢救。若脑组织缺血过久，脑细胞受损难以恢复，而且形成脑软化、脑疝，产生应激反应致胃肠出血，并发肺部感染，代谢障碍及电解质紊乱，引发心功能衰竭及呼吸功能衰竭。早治不仅能挽救生命，还可避免致残。

（五）更年期易遭甜蜜杀手——糖尿病

1. 更年期女性易患糖尿病

糖尿病是内分泌代谢紊乱性疾病，多见 1 型及 2 型，2 型最多见，约占糖尿病总数的 90%～95%，中老年糖尿病几乎全是 2 型。更年期女性体内激素调节功能紊乱，而胰岛素的分泌与垂体、肾上腺皮质激素及性激素之间相互联系，加之中年以后，人体各种组织胰岛素受体对胰岛素不敏感，于是产生糖代谢功能下降，再加上体力活动减少，体重增加，致超重或肥胖，于是易产生空腹血糖受损(IFG)，或糖耐量受损(IGI)，表现为空腹血糖正常，餐后 2 小时血糖升高，或糖调节受损(IGR)，即空腹与餐后血糖均高。这属于糖尿病前期，若再发展就产生糖尿病。

2. 老人糖尿病特点

更年期发生糖尿病属于老人糖尿病，应掌握它的特点，利于防治。特点为:①症状不典型,易漏诊;②常以糖尿病并发症为首发症状,如糖尿病性心脏病、糖尿病肾病、糖尿病皮肤病、糖尿病足、糖尿病眼病等;③心脑血管病变并发症多;④容易发生急性并发症,如高渗性昏迷、酮症酸中毒等,病死率高达40%~60%;⑤容易发生低血糖,尤其是应用磺脲类如优降糖(格列本脲)等治疗,药物积蓄或过量常致低血糖休克,危害严重,可加重心、脑缺血,诱发心梗或脑梗。⑥血糖高而尿糖阴性。

3. 糖尿病的三级预防

一级预防是指没有糖尿病的人,预防发生糖尿病。方法是以坚持健康的生活方式为主线,同时避免诱发因素如感染、胃肠炎、胰腺炎、脑血管意外、严重肾病、中暑、低温。血透患者反复输血浆或血蛋白、氨基酸等均属诱发因素,应预避免。第三,凡是易患糖尿病的高危人群,包括超重或肥胖,患高血压病、冠心病、脑血管病、血脂异常、高尿酸血症的人,生8斤以上巨大胎儿的产妇,慢性及酒精性胰腺炎者,有糖尿病家族史的人,50岁以上尤其是更年期以后的女性,应每半年查一次空腹及餐后2小时血糖。查出异常,要及早治疗。

二级预防是指患了糖尿病,通过治疗防止病情进展及并发症发生。

三级预防是指即使有某些并发症,如糖尿病性心脏病,通过防治防止病情加重,防止致残、致死。

4. "五驾马车"齐开动遏制糖尿病

糖尿病的每一级预防都要开动"五驾马车"。

第一驾是学习有关糖尿病的知识,了解糖尿病急慢性并发症的早期征兆,以便早发现,早用生活方式干预及药物治疗。尤其要懂得,若血糖不能很好控制,可能发生糖尿病急性并发症,即酮症酸中毒、高渗性非酮症糖尿病昏迷,能及早识别,迅速就医抢救。还有老人用药过量,易发生低血糖休克。要通过学习,了解药性及有效时间,恰当应用,并随身备糖预防。

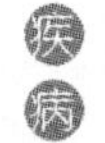

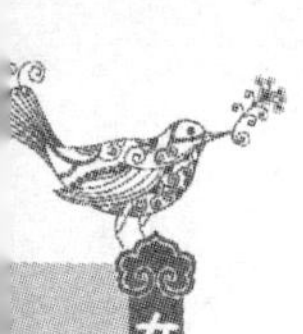

第二驾马车是糖尿病监测。备家用血糖仪，掌握监测方法，根据监测结果调整药物品种及剂量。

第三驾马车是学会糖尿病饮食搭配，热量计算及三餐分配适合的营养，这是最基本而重要的手段。总的原则是定时、定量、少吃多餐，热量摄入严格按糖尿病总热量，及碳水化合物、蛋白质、脂肪各占比例计算食用。一般总热量应控制在每日 1800～2000 千卡，其中碳水化合物占 50％～60％，脂肪占 25％～30％，蛋白质占 15％～20％。超重或肥胖加上轻体力劳动者，每日热量要低于此数，只能每公斤体重供应 20～25 千卡热。

第四驾马车是糖尿病运动治疗。运动可阻止糖尿病的进展，使热量消耗增加 7～40 倍，使血糖下降，还可增加受体对胰岛素的敏感性，减低胰岛素抵抗现象，并可增强代谢过程各种酶的活性，改善糖及脂肪代谢，减少并发症的发生。

第五驾马车是药物治疗。主要听医嘱。但要指出，首选应是二甲双胍片，它兼有增强受体敏感性、降血糖、降血脂、增加饱腹感、增强胰岛素敏感性、抑制肠壁细胞吸收葡萄糖、抑制肝脏糖异生、抑制血小板聚集、增加血管舒缩功能及血流量等多重作用，确是价廉物美、糖耐量低的人都可用的一线药。

（六）女性面临的重要保健课题——骨质疏松

1. 概述

骨质疏松是一种与年龄增长有关的，原因不明和非特异的骨代谢疾病。特点是骨组织矿物及非矿物的化学成分比例不变，但骨质总量减少，骨密度降低，骨脆性增加，易发生骨折。女性的骨质在 30～35 岁以后开始流失。到了更年期，由于雌激素降低，它抑制破骨细胞对骨质侵蚀的能力降低，骨质流失的速度会突然增加好几倍，骨质快速消失达每年 4％～8％。骨质疏松分继发性（继发于糖尿病、柯兴氏综合征、甲状腺及甲状旁腺功能亢进、慢性肾衰、胃肠病等疾病及应用过多的糖皮质激素或甲状腺素等药物)与原发性两大类,后者又分特发性、绝经后、老年性三种,这是只讨论后两种。

2. 骨质疏松的原因

主要原因包括:缺少体力活动,吸烟,酗酒,饮咖啡,阳性家族史,因更年期雌激素下降或卵巢手术致雌激素缺乏使骨丢失率增加,膳食结构不合理,如低钙、低维生素 D、高磷、高蛋白摄入等。

3. 骨质疏松的防治

(1)防止骨质疏松从生活抓起:幼年起就要坚持体力活动锻炼,注意摄入含钙高的饮食,如牛奶、虾皮、豆类及其制品、海带、杂粮,注意补充维生素 D。每天晒太阳让身体制造维生素 D 最好,亦可每天口服 200 国际单位(IU)的维生素,不可过量,否则产生副作用。青春期注意补钙,若每天补 400~800 毫克钙,将来罹患骨质疏松概率将降 20%。成年期是骨质结构高峰期,25~35岁骨质结构向高峰转变,35 岁起就走下坡,这时要做维持骨密度工作,除坚持以往各项保护措施外,还要避免吸烟、酗酒、过瘦等有害因素。中年以后尤其停经以后,要遵医嘱适当补充雌激素。

(2)非药物预防:首先是运动,它可增加骨在生长期及成熟期的密度和强度,减少随增龄而发生的骨丢失。第二是科学饮食,它与运动构成防骨质疏松的两大法宝。除食入含钙高的食物外,更年期女性若无高尿酸血症,宜多食豆类及其制品质。食物必须多样化,保证钙、磷、蛋白质、微量元素等骨骼所需各种营养的供应。第三要多晒太阳,因为人体皮下贮存的 7 -脱氢胆固醇,必须经紫外线照射才能合成维生素 D_3,促进钙的吸收。

(3)药物防治

补充性激素,对更年期女性来说,既可缓解更年期诸多症状,又能降低动脉粥样硬化,减少心脑血管病的发病率及死亡率,更能防治骨质疏松减少骨折危险,确是一举多得。常用的有

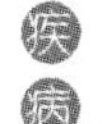

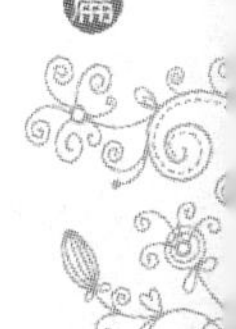

雌、孕、雄三类激素，应在医师指导下应用。注意有乳腺增生、子宫肌瘤、子宫内膜异位症、不明原因阴道出血、严重肝肾疾病、严重高血压、糖尿病等都不能用。

补充钙也很重要。绝经前后女性每日需补充1200毫克钙。激素加钙治疗一年半，骨密度都有改善，可使椎骨骨折率降低80%，髋部骨折降低50%。碳酸钙D_3片，每片含碳酸钙1.5克，相当于钙600毫克，还含$D_3$125IU，加上每天一袋牛奶250毫升，以及食物中钙，也就基本满足钙与维生素D的需要了。请注意，市场上不少氧化钙，又叫活性钙，其实无活性，是用骨、蛋壳、贝壳煅烧而成，主要成分为氧化钙及碳酸钙，含磷高影响钙的吸收，且属强碱性（pH大于12），烧胃，综合掉很多胃酸影响消化，甚至胃出血，需慎用，尤其有萎缩性胃炎者更不能用。此外还有抑制骨吸收的药如降钙素、二磷酸钠盐类可给不适合应用性激素的患者服用。更年期女性每天喝100毫升红葡萄酒，其中乙醇可将睾酮转化为雌二醇，有助防治骨质疏松。对严重患者，还可应用促进骨形成的药，如甲状旁腺素、氟化物、雄性激素、鹿瓜多肽等骨肽类制剂。

（七）增生性关节炎

增生性关节炎又称骨性关节炎、退行性关节炎、老年性关节炎。发病年龄多在40岁以下，女多于男。它的主要病变是关节软骨的退行性变和骨质的继发性增生。

1. 病因和分类

按致病因素可分为原发性及继发性两种。原发性是因年龄增长，结缔组织退行性变，软骨基质的基本成分软骨素逐渐减少，胶原纤维暴露在外，在压力作用下变脆，进而不均衡重力作用，软骨破坏甚至脱落。体重过重、反复过度疲劳活动，可加速退行性变的发展，所以负重多、活动多的关节易病变，常见膝、踝、髋关节及腰椎、颈椎关节。继发性则因损伤、畸形、疾病等因素造成软骨损害，滥用肾上腺皮质类药物也可引起关节软骨损害，可发生于老年人或年轻人。

2. 防治

避免损伤及过劳的活动，肥胖者要减体重，正确使用手杖，可减轻关节负重1/4～1/3，体操、太极拳对骨骼、肌肉、关节软组织活动，增强骨质有益。据北京运动医学研究所报告，常练拳老人，驼背畸形发生率与对照组比是25.8%比47.2%，直腿弯腰手指触地能力是77.4%比36.6%，骨质疏松发生率是36.6%比63.8%，说明常练太极对防止关节僵硬及骨质疏松十分有利。另外，要积极治疗影响关节的病，如糖尿病、静脉曲张等；要保暖，避免潮湿与受凉。治疗主要是非甾体类消炎止痛药，现双氯酚酸钠（扶他林）口服剂对胃影响最小，还有塞肛门的栓塞、外擦剂。各种理疗也旨在止痛，增加局部血液循环，改善软组织挛缩，减轻关节软组织水肿，增加关节活动度。若病情严重致行动不便，可手术或换关节，因关节腔内滑液少致痛，也可将玻璃酸钠注射在关节腔内。这必须在正规医院进行，防止关节感染。千万别信宣传用"秘方"、"神药"让"骨刺搬家"而上当受骗。

（八）肩关节周围炎

肩关节周围炎又称"五十肩"、冻结肩、粘连性关节囊炎，常见于更年期女性，五十岁左右多发生。它是肩关节周围肌肉、肌腱、滑囊和关节囊等软组织的慢性炎症，形成关节骨外的粘连，与老年人结缔组织退行性变有关。临床症状主要是肩痛、肩活动受限。其发生原因除肩关节内外各组织的炎症外，颈椎间盘突出、颈神经根被刺激受压可产生肩痛，因疼活动少进而肩关节粘连。另外，胸膜、横膈膜、心、肺等疾病，也可产生放射性肩痛，但肩部肌痉挛，活动障碍不明显。治疗主要靠医院针对原因，但患者坚持肩部功能锻炼十分重要。在活动严重受限时，可每天练习双臂平举、振翅、手指爬墙慢慢向上等。

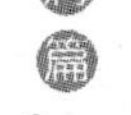

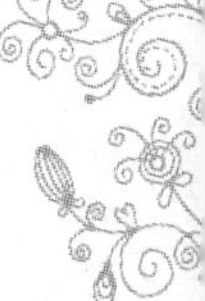

（九）排尿障碍

更年期女性常有程度不同的各种排尿障碍，已在认识篇简单介绍，总的原因与雌激素水平下降、年龄增大，及膀胱尿道组织的结构、功能改变有关。这里分别介绍不同的排尿障碍及防治方法。

1. 压力性尿失禁

压力性尿失禁是指腹压突然增加，如咳嗽、大笑、提重物、喷嚏、跳跃时，尿液不自主流出。绝经后女性发生率约为 17.1%，主要原因是尿道括约肌及盆底支持组织薄弱。防治主要是每天坚持数次盆底肌舒缩锻炼，每次收缩放松百次左右，这样 30%～60%能改善症状。严重或效果不好，则加用雌激素甚至尿道悬吊术。

2. 尿道综合征

尿道综合征又称尿频-排尿困难综合征，是一组非感染性的下尿路刺激症候群，包括尿频、尿急、尿痛、排尿困难、耻骨上方不适、性交痛及性交后尿道不适。绝经后女性发生率可达 60%。其原因包括雌激素下降、泌尿生殖道萎缩、焦虑性神经官能症。防治方法主要是去除病因，穿纯棉内裤，避免使用有刺激性的避孕器或洗浴液。对焦虑者宜心理调适加谷维素、维生素 B_1、黄酮哌酯 0.2/次，一日 3 次，赛庚啶疗效也较好。夜尿 10 次以上影响睡眠者可用舒乐安定（艾司唑仑），睡前 1～2 片。对膀胱颈高敏状态用丙咪嗪效果好。若因膀胱颈、尿道及其周围组织有解剖学异常致症状严重者，可行针对性手术。注意，若有尿频、尿急，应化验小便，若无感染征兆，就应想到本病。不要乱用抗生素，不仅无效，还产生副作用及耐药性。

3. 间质性膀胱炎

间质性膀胱炎常见于中老年女性。因膀胱上皮的下方间质部分慢性炎症，尤其是成纤维细胞发炎，导致纤维化而产生尿频、夜尿、下腹胀痛，外阴、尿道、肛门也痛，甚至大腿内侧及背痛等。防治方法是避免饮用茶、咖啡、烟、酒；症状重时泡热水澡可缓解；少吃多餐，避免吃含钾多的、酸性的碳酸饮料、发酵食品等，以免诱发。治疗除口服药物（遵医嘱）外，可行膀胱加水扩张术、膀胱内药物清洗、膀胱剥离扩大术或激光、神经电刺激等。

4. 尿路感染

尿路感染早期在尿道、膀胱部位时有明显尿频、尿急、尿痛，待成为慢性，向输尿管、肾盂、肾盏蔓延，形成慢性尿路感染甚至肾盂肾炎时，则下尿道刺激症状不明显，将会再现水肿、蛋白尿及肾功能不全症状。感染源多样，有革兰氏阳性或阴性细菌、真菌、结核、病毒等。防治需休息、补液、大量饮水，当然主要是抗感染。首选喹诺酮类药物，若用药一周效果不明显，最好导尿或取中间尿培养及做药物敏感试验。选择敏感的抗生素做针对性治疗，不要盲目用广谱的，或第三代头孢类。抗生素应用一要针对致病原，二要足量，一般要用 1～2 周，复查 2～3 次小便正常才可停药，以免反复发作，或形成慢性。

5. 尿道肉阜

尿道肉阜，又称尿道肉芽肿或血管性息肉，是位于女性尿道口的红色肿瘤样组织，但并非真正肿瘤。多见于绝经后的女性，病因不清，可能与局部慢性刺激或尿道梗阻使排尿过度用力有关，雌激素减少也是原因之一。有的人无自觉症状。体检发现，有的人局部不适、疼痛、排尿时烧灼感、性交痛，有的人尿中带血丝。无症状者可不治疗，有症状者用雌激素软膏擦局部效果良好，或用激光、冷冻手术切除肉阜。

6. 女性前列腺肥大

女性膀胱颈部也有和男性前列腺同源的腺体和纤维组织，称前列腺样组织，有“女性前列腺”之称，这些组织同样会招致感染和增生，从而引起尿频、尿急或排尿困难，只是易被患者或医师忽视。事实上，女性尿道短，与阴道近，老年后阴道易发炎、感

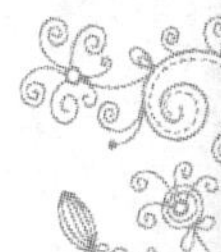

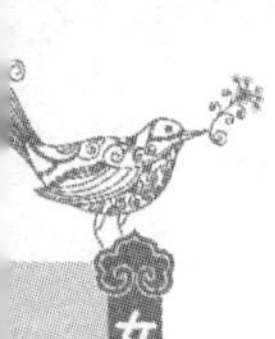

染。只要认识到罹患本病的可能性，防治有术。首先要忌酒、咖啡、胡椒等刺激性饮食，同时抗感染治疗，对无感染者可作尿道扩张术，以解除梗阻。针刺三阴交、关元等穴位有助解除尿潴留。若梗阻严重，常出现尿潴留，可手术切除增生组织。

7. 妇科原因引致的排尿障碍

对于久治不愈的尿频、尿急、尿痛、遗尿等，应从妇科找原因。比如老年阴道炎，常累及一壁之隔的邻居——尿道。阴道炎治好了，排尿障碍消失。分娩等损伤尿道括约肌或其神经分布，只有针对此因治疗，才能治好尿失禁。慢性子宫颈炎可引起膀胱三角区非细菌性炎症。子宫下垂合并尿道膨出、盆腔炎、输卵管炎、卵巢炎、宫颈癌，都可引起膀胱刺激症状，产生尿频、尿急、尿痛。当内科治疗效果不好时，别忘了看妇科，从妇科找原因往往获效。

（十）更年期女性常见呼吸道疾病

呼吸道疾病在中老年常见，尤其农村多见，为第二位死因。随年龄增长，呼吸器官逐渐老化，组织结构发生改变，继之功能下降，加上外界不利因素的影响与损害，于是慢性支气管炎、慢性阻塞性肺病（COPD）、肺炎和肺栓塞等呼吸道疾病常见，病情也更为严重。

1. 慢性支气管炎

慢性支气管炎以咳嗽、咳痰为主要症状，每年发作 3 个月以上，连续 2 年以上发作，并排除了其他呼吸道疾病。发病原因 60％～90％来自感冒，呼吸道上皮损伤，继发各种微生物感染，加上寒冷、灰尘、有害气体（包括吸烟）及过敏，年龄大致免疫功能低，生理调节功能迟钝而发病。本病多在冬、春寒冷季节急性发作，其他季节处缓解期或迁延期。防治方法主要是消除病因，防止感冒，加强耐寒锻炼，用冷水洗脸，增强体质以提高免疫力，也可注射增强免疫的药物如卡介苗提取液、气管炎疫苗、转移因子、核酸注射液等。急性发作应抗感染、祛痰止咳、雾化疗法多方治疗。

2. **慢性阻塞性肺病**

慢性阻塞性肺病(COPD)根据临床症状分为三型,即肺气肿型(又称全小叶型、PP型、A型)、支气管炎型(又称小叶中心型、BB型、B型)及混合型(又称X型)。分为无症状期、通气功能障碍期、低氧血症期、二氧化碳潴留期、肺源性心脏病期,共五期。常并发自发性气胸、消化性溃疡、肺部感染及呼吸衰竭、肺心病心衰。防治主要是防止感冒,防止慢性支气管炎急性发作。如发作则积极治疗,否则慢慢发展为COPD混合型,难以逆转。

3. **防治并重,阻击更年期肺炎**

(1)更年期肺炎特点:更年期易发生潮热、感冒,绝经后免疫功能低,肺炎特点为:①发病率高;②死亡率高,80岁以上肺炎为第一死因,90岁以上死亡老人,死于肺炎占一半;③临床症状不典型,首发症不是肺炎常见的发热、咳嗽、咳痰,而是嗜睡、倦怠乏力、食欲减退甚至恶心呕吐,出现明显呼吸困难,原有慢性病恶化,甚至精神错乱、大小便失禁等;④肺炎类型:继发性肺炎约占80%,吸入性肺炎多,有71%老人肺炎有隐性或显性吸收,大叶性肺炎少,支气管肺炎多;⑤并发症多而重,常并发电解质紊乱、心律失常、心力衰竭、呼吸衰竭、消化道出血、心肌梗死、昏迷、贫血、弥散性血管内凝血(DIC)、败血症等重症;⑥肺炎菌感染少,耐药菌、真菌、混合感染多;⑦肺炎吸收缓慢,消散延迟,其危险因素为50岁以上高龄患COPD、糖尿病、酒精中毒等。

(2)肺炎的预防:主要是平日加强锻炼,增强体质,防止感冒,当气温急剧变化时要及时增减衣物,防止受凉,及时、彻底治疗急性呼吸道感染。手术后、骨折后易并发肺炎,应特别警惕防止,勤翻身、尽早离床活动,必要时接种肺炎疫苗。饮食应以温、补为主,清淡易消化,少吃凉食、刺激性食物,忌烟、酒,保持愉快、乐观及充足的睡眠。

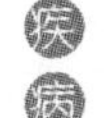

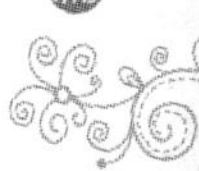

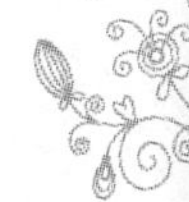

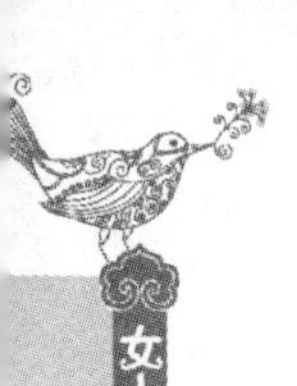

(3)肺炎的治疗：以抗感染为核心，要到正规医院，进行早期、及时有效治疗。研究指出，发病第4日确诊并治疗为早，病死率为4％，而在第5天以后为16％。所以认识老人肺炎的特点，及早到医院诊治，是提高治愈率、减少死亡的关键。

4.以“经济舱综合征”谈到肺栓塞

肺栓塞是老人多见病，也是仅次于心脑血管病、肿瘤的第3位死因，是严重疾病。它是指由于下肢、盆腔等处深静脉内血栓脱落，随血流进入右心再到肺动脉，进入肺组织之血栓受阻，引起肺循环障碍及心肺功能不全而产生的一系列综合征的致死性病变。在我国绝大多数被误诊为肺炎、胸膜炎、心肌梗死。

(1)什么是“经济舱综合征”？它是指老人乘飞机普通座位(经济舱)，因空间小，久坐不动，则下飞机发生肺栓塞(肺梗死)的一系列症状。表现为突然呼吸困难，剧烈胸痛，晕厥甚至猝死。事实上久坐火车、汽车，下车也可发生。

(2)引起肺栓塞的危险因素：凡能造成血流缓慢、停滞、血液高凝状态、血管内皮损伤的因素，都可促使静脉血栓形成，产生肺栓塞。主要有：①年老，久坐不动，摄入高脂、高热量饮食过多，肥胖或超重。②有相关疾病，如高血压、高血脂、糖尿病、血黏稠度高、脑卒中、重度偏瘫、冠心病，还有血栓性静脉炎、静脉曲张、心房纤颤、心力衰竭、创伤、手术、骨折、烧伤、肿瘤、各种原因制动、细菌性心内膜炎、人工气腹、腹腔镜检查、出血性疾病、严重肝肾疾病等。

(3)肺血栓栓塞的症状：呼吸困难多见，占84％～90％，剧烈胸痛占70％，咯血占30％，开始为鲜红，后复为暗红，干咳或少痰占37％。其他有气喘、晕厥、面色苍白等。常并发休克，表现为烦躁不安、肢端湿冷、尿少、心率增快、血压下降、呼吸急促。心力衰竭、呼吸衰竭亦多。

(4)肺栓塞的预防：①改善生活方式，合理膳食，戒烟少酒，乘任何交通工具都要多活动下肢，哪怕原地动动也好。②积极治疗相关疾病。③对肺栓塞提高警惕，一旦呼吸困难、胸痛，立即呼 120 急救。

5. 肺癌

肺癌有早期诊断率低、发病率高、死亡率高的特点。死亡率占全部癌症的第一位，堪称我国第一大癌。早预防，早诊断，早治疗，意义重大。

(1)肺癌发病的因素

第一位是吸烟，吸烟者肺癌发病率是不吸烟者的 20 倍，其烟雾对被动吸烟者及胎儿有同样损害效应。

第二是职业，长期在矿区接触石棉、铬、镍、铜、锡、砷、铀等物质的人员。

第三是大气污染，流行病学资料调查表明，空气严重污染，含二氧化硫、煤焦油、3,4 -苯并芘等致癌物浓度高的工业区及邻近地区，肺癌发病率高。

第四是个体因素，如免疫力低、肺内病患、尘肺、矽肺、石棉肺，合并肺癌的发生率可达 15%，肺结核合并肺癌发生率可达 2%～4%。

第五是遗传因素、代谢障碍等。

(2)如何早期发现肺癌

①定期体检：约 1/3 的肺癌患者早期无症状，所以对高危人群应半年至一年体检一次。高危人群指具有发病因素的人，年龄在 45 岁以上者，吸烟指数大于 400 的人(吸烟指数＝每天吸烟支数×吸烟年龄)。检查内容包括肺部 X 片，必要时加 CT，查肿瘤相关标志物，如癌胚抗原(CEA)、组织多肽特异抗原(TPS)等。

②有呼吸道或全身症状，按常规治疗不愈者应高度警惕肺癌，进一步确诊。呼吸道有四大症状——咳嗽(70%)、血痰(50%)、胸痛(39%)、气促(13%)。此外部分人还有呼吸道之外的症状，如发热(32%)、乏力、关节肿痛(常为对称性)、皮肤瘙痒性皮疹、皮肌炎、进行性肌无力、肌萎缩、下肢水肿等。

③若体检发现胸片异常应进一步检查，如 CT、MRI、PET、纤维支气管镜检、痰脱落细胞检查，必要时活体组织检查。如肺

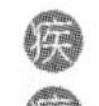
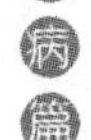

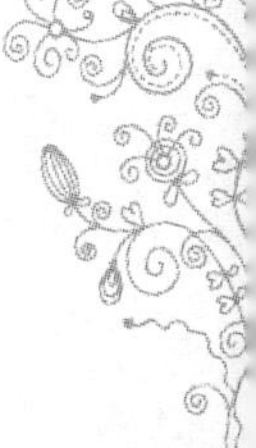

结核痊愈后的纤维增殖病灶增大，应怀疑瘢痕癌的可能。X片报告结核球，也应想到肺癌的可能。

④肺癌有时首先表现的是转移灶症状，它易转移到骨及脑，若有骨疼、头痛或脑部症状，应及早做骨扫描（ECT）、颅脑磁共振检查，早期确诊，以免耽误治疗。

（3）肺癌的防治

肺癌的预防是控制其发病因素，尤其是戒烟甚为重要。肺癌的治疗要求实施多学科综合治疗，要早治，切不可轻信偏方、秘方，想走捷径反会误事。早期进行根治性手术，对于估计不能完全切除的Ⅲ期非小细胞肺癌，可术前辅助化疗或放疗，以创造手术条件。对于完全切除术后的非小细胞肺癌，除绝对的IA期外，都应及早进行辅助化疗。对于纵隔淋巴结清扫未达到标准范围，或者淋巴结包膜外侵犯，或者多个淋巴结转移，或肿瘤距支气管切缘小于2厘米，或切缘阳性，应常规术后放疗，以降低局部复发率。对不能手术的晚期患者，应采用放化疗及中药等综合治疗。带癌延年不是梦想，坚持治疗加乐观、信心，癌是可战胜的。